＼温めも デトックスも／
いつもの飲み物に
ちょい足しするだけ!
薬膳ドリンク

小林香里 著

薬日本堂 監修

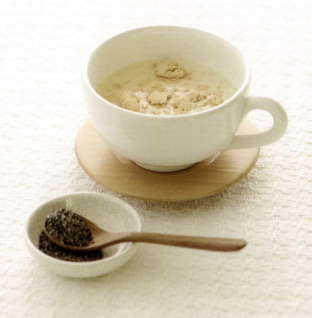

河出書房新社

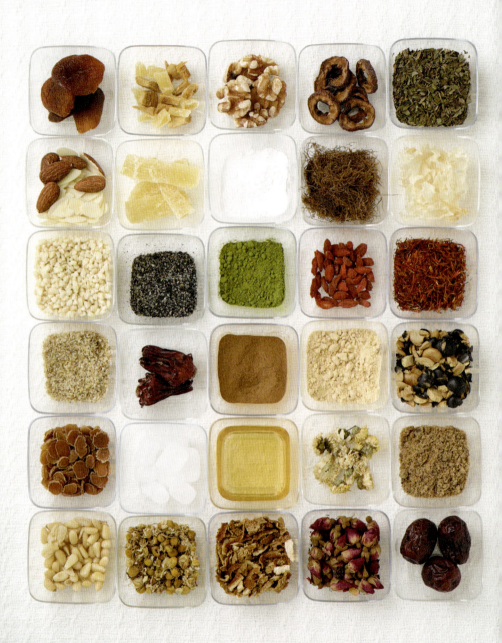

はじめに

体が冷える、食欲がない、アンチエイジングをしたい…
みなさん、それぞれに悩みや希望をもっていらっしゃると思います。

薬を飲むほどの不調ではないけれど、
毎日を元気に過ごし、いつまでも美しくいたいですよね。
そんなときには、毎日の飲み物を見直してみませんか?

本書では、
日々のお茶やドリンクにプラスするだけの
簡単「飲む薬膳」をご紹介しています。

漢方や薬膳に興味はあるけれど、なんだか難しそう。
美容や健康には興味があるけれど面倒なものが嫌。
体にいい食材がわかっても、どうやって食べればいいのかわからない。
…という方でも、毎日簡単に続けていただけるレシピばかり。
漢方・薬膳生活の第一歩として誰でもできるよう、工夫しました。
すでに漢方薬を飲んでいる方にも、
養生として飲む薬膳を実践してもらいたいと思っています。

いま、自分が飲んでいるものは、
体に合っているのかどうかを知ることも大切ですね。
冷えているのに毎朝冷たいスムージーを飲んでいる方、
季節問わず麦茶を飲んでいる方、
まずは自分の状態を知って、お茶や食材を選んでみましょう。

小さな一歩ですが、今年より来年、再来年の方が美しく元気でいられるように、
まずはお茶から始めてみませんか。

薬日本堂　小林香里

Contents

- 2 はじめに
- 6 五性について
- 8 気・血・水について
- 10 ちょい足し薬膳ドリンクって何?
- 12 お茶の寒熱について
- 13 この本の見方
- 14 自分の体を知るタイプチェック

お茶をベースに作る薬膳ドリンク

緑茶ベース
- 18 菊花
- 20 菊花・薄荷(ペパーミント)
- 22 柚子茶・白きくらげ
- 23 桜の花の塩漬け・クコの実

ジャスミン茶ベース
- 24 菊花・クコの実
- 26 カモミール・レーズン
- 28 ローズ・なつめ
- 29 陳皮・クコの実

プーアール茶ベース
- 30 山査子・陳皮
- 32 ローズ・紅花
- 33 黒豆茶

紅茶ベース
- 34 なつめ・シナモン
- 36 ローズ・レーズン
- 38 紅花・クコの実
- 39 なつめ・クコの実・レーズン
- 40 高麗人参・なつめ

ほうじ茶ベース
- 42 高麗人参
- 44 黒豆茶

はと麦茶ベース
- 46 とうもろこしのヒゲ
- 48 黒豆茶

杜仲茶ベース
- 50 シナモン
- 52 紅花
- 53 黒豆茶

薬膳素材だけで作るドリンク

- 55 菊花×クコの実
- 56 紅花×ローズ×はちみつ
- 58 高麗人参×なつめ×クコの実
- 60 柚子茶×大葉
- 62 八宝茶（菊花×クコの実×陳皮×なつめ×ローズ× 白きくらげ×氷砂糖×ジャスミン茶）
- 64 ハイビスカス×ドライマンゴー×ドライパイナップル

いつもの飲み物をベースに作る薬膳ドリンク

牛乳ベース
- 66 なつめ・黒糖
- 68 カモミール・なつめ・はちみつ

豆乳ベース
- 70 白ごま・松の実・アーモンド・はちみつ
- 72 黒ごま・くるみ・黒糖
- 74 黒ごま・きなこ・黒糖
- 75 クコの実・レーズン・はちみつ

甘酒ベース
- 76 生姜・葛粉・シナモン・はちみつ
- 78 白ごま・はちみつ
- 80 黒ごま・黒糖
- 81 きなこ・シナモン・黒糖

ヨーグルトベース
- 82 あんず・いちじく・クコの実・豆乳・はちみつ
- 84 白ごま・アーモンド・クコの実・豆乳・はちみつ
- 85 抹茶・葛粉・豆乳・はちみつ

- 86 食材一覧表
- 90 食材相性表
- 92 季節や時間帯に合わせて
- 94 食材索引

About Kampo

五性について

五性とは、食材がもつ性質を5つに分けたもの。
程度の差はありますが、体を温めるものを「熱性」「温性」、
体の熱を冷ますものを「寒性」「涼性」とし、
どちらでもないものを「平性」とします。
薬膳ではこの考え方を生かし、
自分の体調、体質に合ったお茶や食材を選んでいます。
例えば、口内炎やイライラなどの熱証には、
寒涼性の食材をとることで、体にこもった余分な熱を冷まします。
また、冷えや悪寒など寒証には、
体を温める温熱性の食材をとります。
さらに、五性の考え方は季節にも対応することができます。
夏は暑さをしのぐためには、寒涼性の食材をやや多めにとり、
冬は冷えて血行が悪くなるので
温熱性の食材を多めにとる、といった選び方になります。

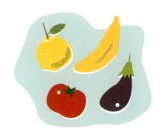
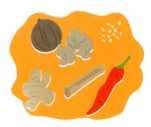

例）こんなときに

熱証（熱ごもり）	寒証（冷え）
春夏の季節、目の充血、鼻づまり、口内炎、のどの痛み、肌あれ、赤い吹き出物、胃もたれ、イライラ　など	秋冬の季節、冷え症、寒がり、低体温、悪寒、肩こり、月経痛、腰痛、胃腸が弱い、疲れやすい　など

| 寒涼性の食材 | 温熱性の食材 |

五性	特徴	代表食材
寒性	体を冷やす作用が強く、鎮静・消炎作用がある	バナナ、苦瓜、たけのこ　など
涼性	寒性より穏やかであるが、体を冷やす作用がある	柚子、菊花、はと麦、マンゴー、トマト、なす　など
平性	体を温めも冷やしもせず穏やかで、常食するもの	クコの実、黒豆茶、キャベツ、じゃがいも　など
温性	熱性より穏やかであるが、体を温めるもの	なつめ、陳皮、紫蘇、生姜、くるみ　など
熱性	体を温める作用が強く、興奮作用がある	シナモン、胡椒、唐辛子、羊肉　など

※普段は平性の食材を中心とし、体の状態に応じて寒涼性・温熱性をやや多めにとります。

気・血・水について

気血水とは、体を構成する3要素。
互いに助け合い、コントロールし、密接に関係し合いながら、
全身を巡り生理機能を営んでいます。
これらが充実してしっかりと巡っている状態は、心も体も元気。
逆に何かが不足したり、滞ったりすると、
様々な症状が不調としてあらわれます。
バランスを崩す原因は体質だけでなく、そのときの体調や気候にも。
自分自身の心と体の状態と向き合い、
気血水を補ったり巡らせることで未然に病気を防ぎ、
健康美人を目指しましょう。

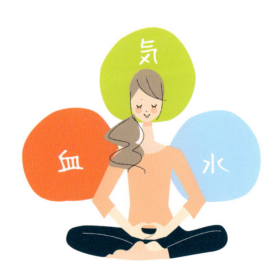

気とは、元気の源・生きる力・生命エネルギー

気のはたらき
- 血液循環や新陳代謝を促す
- 体を温め体温を正常に保つ
- ウイルスなどの侵入を防ぐバリアのはたらき
- 体に取り入れたものを栄養分や老廃物に作り替える
- 体液の漏れや、内臓が下垂するのを防ぐ

血とは、全身を巡る栄養物・思考の源

血のはたらき
- 全身に血液などの栄養を供給する
- 精神活動や心の安定のはたらき

水とは、全身を潤す、血液以外の体液

水のはたらき
- 体の中の臓腑、筋肉、毛髪、皮膚、粘膜を潤す

※水のことを津液（しんえき）ともいいます。

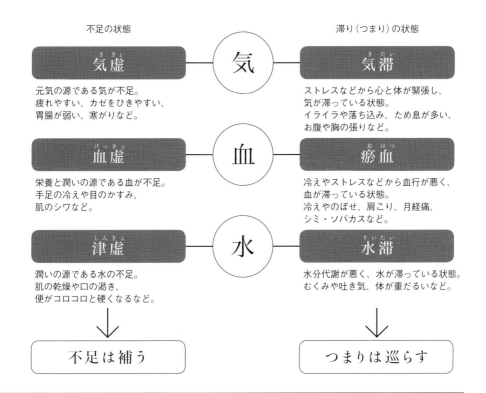

不足の状態 / 滞り（つまり）の状態

気虚（ききょ） — 気 — **気滞（きたい）**
元気の源である気が不足。疲れやすい、カゼをひきやすい、胃腸が弱い、寒がりなど。
ストレスなどから心と体が緊張し、気が滞っている状態。イライラや落ち込み、ため息が多い、お腹や胸の張りなど。

血虚（けっきょ） — 血 — **瘀血（おけつ）**
栄養と潤いの源である血が不足。手足の冷えや目のかすみ、肌のシワなど。
冷えやストレスなどから血行が悪く、血が滞っている状態。冷えやのぼせ、肩こり、月経痛、シミ・ソバカスなど。

津虚（しんきょ） — 水 — **水滞（すいたい）**
潤いの源である水の不足。肌の乾燥や口の渇き、便がコロコロと硬くなるなど。
水分代謝が悪く、水が滞っている状態。むくみや吐き気、体が重だるいなど。

↓ 不足は補う　　↓ つまりは巡らす

ちょい足し薬膳ドリンク

ベースとなるお茶や牛乳、豆乳などの飲み物に、
薬膳の食材を"ちょい足し"して作るドリンクのこと。
まずはP12やP86を参照して、自分に合うベースを決めましょう。
そして、レシピを参考して、食材をちょい足しして作ります。
P86には食材の性質を一覧表にして掲載しているので、
体質や好み、悩みに合わせて、自分なりのブレンドを作るのもおすすめ。
食材どうしの相性も大切なので、P90〜91も参考にしてみてください。

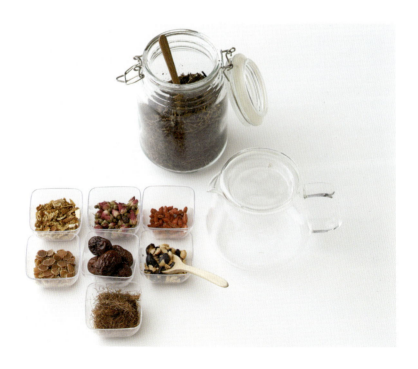

って何？

食材にお茶を注ぐ

お湯で蒸らす必要のない食材は、カップに入れてお茶を注ぐだけでOK。食材は食べても大丈夫です。

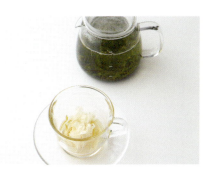

お茶と食材を一緒にいれる

茶葉と一緒にお湯で蒸らして、漉してカップに入れます。香りがより際立ち、風味が楽しめるのが特徴。

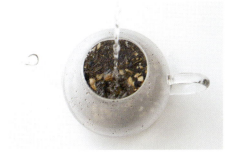

タンブラーならおかわりも

外出先や職場などに持参することができるタンブラー。茶こしつきなら、茶葉と食材をそのまま入れられて便利です。飲みきる前にお湯を足せば、またおいしくいただけます。

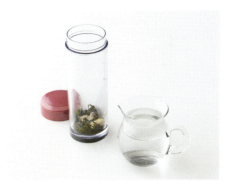

※本書で使用しているタンブラーは、ニホンドウ漢方ブティックオンラインショップで購入可。

お茶の寒熱について

性質	ベースのお茶	ベースの素材	トッピング素材	適応
温熱（温める）	紅茶 プーアール茶 杜仲茶	甘酒	ローズ、紅花、黒糖、生姜、山査子、陳皮、あんず、高麗人参、シナモン、大葉、くるみ、松の実	●秋冬によい ●冷え、寒がり、低体温 ●元気不足 ●肩こり、血行不良
平		豆乳 牛乳 ヨーグルト	クコの実、黒豆、レーズン、なつめ、白ごま、黒ごま、白きくらげ、はちみつ、いちじく、とうもろこしのヒゲ、カモミール、氷砂糖、きなこ、パイナップル、アーモンド	●年間を通してよい
寒涼（冷やす）	緑茶 ジャスミン茶 はと麦茶		菊花、薄荷（ペパーミント）、柚子、葛、抹茶、マンゴー	●春夏によい ●熱、暑がり、ほてり ●口の渇き ●ニキビ、口内炎 ●イライラ

日本では緑茶が一般的ですが、中国では茶葉の加工法の違いから、緑茶、白茶、黄茶、青茶、黒茶、紅茶の大きく６つに分類されます。発酵度の違いにより性質が異なるのも特徴で、発酵度が高いものは体を温め、不発酵や発酵度の低いものは体を冷やすとされています。このはたらきを生かして、春夏や体に余分な熱がこもっているときは、緑茶やジャスミン茶、秋冬や体が冷えて血行が悪くなっているときは、紅茶やプーアール茶をベースに選ぶとよいでしょう。

紅茶
茶葉を完全に発酵させた後、乾燥させる（キーマン紅茶 など）

黒茶
緑茶に仕上げたものを高温多湿状態で積み重ね、微生物で発酵させる（プーアール茶 など）
※プーアール茶の中には、冷やすものもあるとされています。

ジャスミン茶
緑茶にジャスミンの花で香りをつけたもの（茉莉花茶、茉莉龍珠茶 など）

緑茶
茶摘み後、すぐ蒸すか釜炒りして加熱により発酵を止めている（日本茶、中国緑茶の龍井茶 など）
※ほうじ茶は、地域によって定義が様々ですが、緑茶を高熱で炒ることで体を温めるとされています。

※杜仲茶やはと麦茶は、茶という名前はついていますが、チャノキの茶葉を使用していない茶外茶にあたります。

この本の見方

ベースに追加する食材

効果のある症状

ベースに使うお茶やドリンク

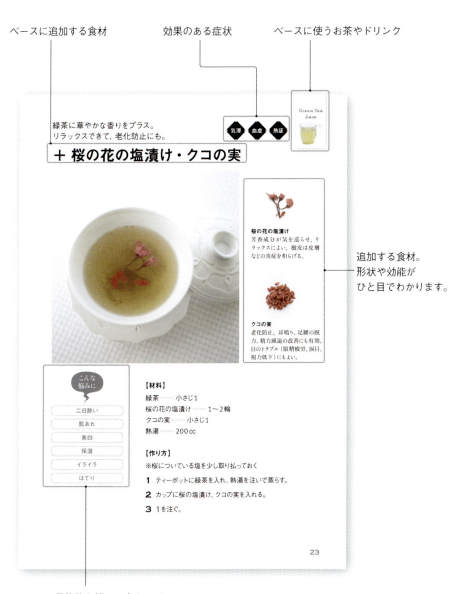

緑茶に華やかな香りをプラス。
リラックスできて、老化防止にも。

＋ 桜の花の塩漬け・クコの実

気滞　血瘀　熱証

Green tea base

桜の花の塩漬け
芳香成分が気を巡らせ、リラックスによい。樹皮は皮膚などの炎症を和らげる。

クコの実
老化防止。耳鳴り、足腰の脱力、精力減退の改善にも有効。目のトラブル（眼精疲労、涙目、視力低下）にもよい。

追加する食材。形状や効能がひと目でわかります。

こんな悩みに
- 二日酔い
- 肌あれ
- 美白
- 保湿
- イライラ
- ほてり

【材料】
緑茶 ── 小さじ1
桜の花の塩漬け ── 1〜2輪
クコの実 ── 小さじ1
熱湯 ── 200cc

【作り方】
※桜についている塩を少し取り払っておく
1 ティーポットに緑茶を入れ、熱湯を注いで蒸らす。
2 カップに桜の塩漬け、クコの実を入れる。
3 1を注ぐ。

具体的な悩みに合わせて選ぶことができます。

自分の体を知る
タイプチェック

悩みや不調に合わせたドリンクを選ぶなら、まずは自分の体の状態を知ることが大切です。
当てはまる項目をチェックしてみてください。

気虚（気の不足）

- ☐ 寒がり、冷え症
- ☐ 疲れやすい
- ☐ 軟便傾向、下痢しやすい
- ☐ 肌にハリがない、たるみが気になる

養生

- ◆ 朝日を浴びて、陽気をチャージ
- ◆ 朝食には温かいものをとる
- ◆ 激しい運動や汗のかきすぎに気をつける

おすすめ食材 ※赤字は本書で使用

牛乳、豆乳、甘酒、レーズン、なつめ、高麗人参、シナモン、パイナップル、氷砂糖、はちみつ、松の実、くるみ、きなこ、雑穀、いも類、きのこ類、かぼちゃ、とうもろこし、鶏肉、牛肉　など

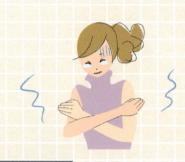

血虚（血の不足）

- ☐ 視力低下、目の疲れがある
- ☐ 月経量が減少、月経が遅れがち
- ☐ 眠れない、夢が多いなど睡眠トラブルがある
- ☐ 皮膚の乾燥やほうれい線、シワが気になる

養生

- ◆ 夜更かししない
- ◆ 香辛料や刺激物はほどほどに
- ◆ 読書やスマホなど目の酷使に気をつける

おすすめ食材 ※赤字は本書で使用

牛乳、豆乳、ヨーグルト、クコの実、レーズン、なつめ、黒豆茶、高麗人参、黒糖、黒ごま、松の実、アーモンド、くるみ、あんず、黒きくらげ、黒米、落花生、ほうれんそう、ひじき、卵、赤身肉、羊肉、レバー　など

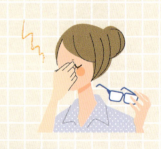

津虚（水の不足）

- ☐ 皮膚がカサカサして、粉をふくこともある
- ☐ 便秘やコロコロ便
- ☐ 口が渇く
- ☐ 空咳がでる

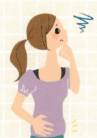

養生

- ◆ 汗のかきすぎに気をつける
- ◆ 辛いものや刺激物は控える
- ◆ こまめに水分を補う

おすすめ食材 ※赤字は本書で使用

牛乳、豆乳、ヨーグルト、白きくらげ、クコの実、レーズン、マンゴー、氷砂糖、はちみつ、白ごま、松の実、アーモンド、くるみ、あんず、いちじく、山芋、蓮根、百合根、白菜、トマト、梨、バナナ、梅、イカ　など

気滞（気のつまり）

- ☐ ストレスが多くイライラする
- ☐ お腹が張ってガスがたまっている感じがする
- ☐ 月経前の不調が多い
- ☐ 月経周期が乱れやすい

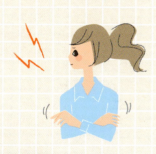

養生

- ◆ リフレッシュとリラックスを心がける
- ◆ ヨガや気功で巡りをよくする
- ◆ アロマの香りで心を落ち着かせる

おすすめ食材 ※赤字は本書で使用

ジャスミン茶、菊花、薄荷（ペパーミント）、柚子、桜の花、カモミール、ローズ、陳皮、山査子、大葉、小松菜、春菊、セロリ、生姜、ニラ、みょうが、ハーブや香味野菜　など

瘀血（血のつまり）

- ☐ 肩こりや腰痛がある
- ☐ 月経痛がある
- ☐ 月経血に塊がある
- ☐ シミ、そばかす、目元のクマが気になる

養生

- ◆ 冷えは厳禁
- ◆ 首、腰、足首を温める
- ◆ 長時間の同じ姿勢は避ける

おすすめ食材 ※赤字は本書で使用

プーアール茶、紅茶、杜仲茶、ローズ、紅花、山査子、シナモン、ハイビスカス、黒豆茶、黒糖、生姜、黒きくらげ、あずき、玉ねぎ、唐辛子、ピーマン、らっきょう、桃、カツオ、酢 など

水滞（水のつまり）

- ☐ 体が重だるい
- ☐ むくみがある
- ☐ 梅雨時季や雨の日に不調が多い
- ☐ イボや水疱ができやすい

養生

- ◆ 汗をかくくらいの運動でデトックスする
- ◆ 温めて新陳代謝をアップさせる
- ◆ 冷やさないように気をつける

おすすめ食材 ※赤字は本書で使用

緑茶、ジャスミン茶、プーアール茶、紅茶、はと麦、黒豆茶、とうもろこしのヒゲ、ハイビスカス、マンゴー、パイナップル、生姜、金針菜、あずき、海藻、とうもろこし、きゅうり、とうがん、もやし、すいか、トマト など

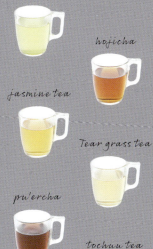

お茶を
ベースに作る
薬膳ドリンク

緑茶、ジャスミン茶、プーアール茶、
紅茶、ほうじ茶、はと麦茶、杜仲茶
おなじみのお茶を使って、
薬膳効果たっぷりのドリンクを作りましょう。
お茶そのものの性質はP12を参照してください。

Green tea base

緑茶ベース

体の熱を冷まし、消化を促す作用があります。
のどの痛みや皮膚の炎症を和らげる効果も。

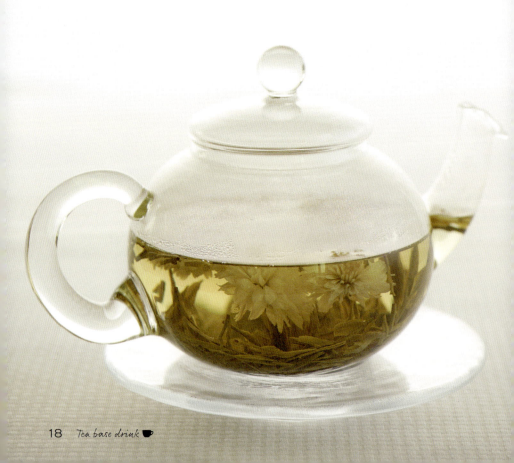

ほんのりとした香りで華やかに。
緑茶と菊花の苦味で毒出し力アップ。

＋菊花

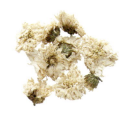

菊花
頭痛、のぼせ、めまい、イライラ、高血圧、花粉症を防ぐ。目の充血や乾燥、かすみ、吹き出物、腫れ物の解毒によい。

【材料】

緑茶……… 小さじ2
菊花……… 5個
熱湯……… 300〜400cc

【作り方】

ティーポットに緑茶、菊花を入れ、熱湯を注いで蒸らす。

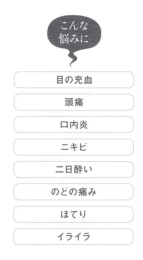

こんな悩みに
- 目の充血
- 頭痛
- 口内炎
- ニキビ
- 二日酔い
- のどの痛み
- ほてり
- イライラ

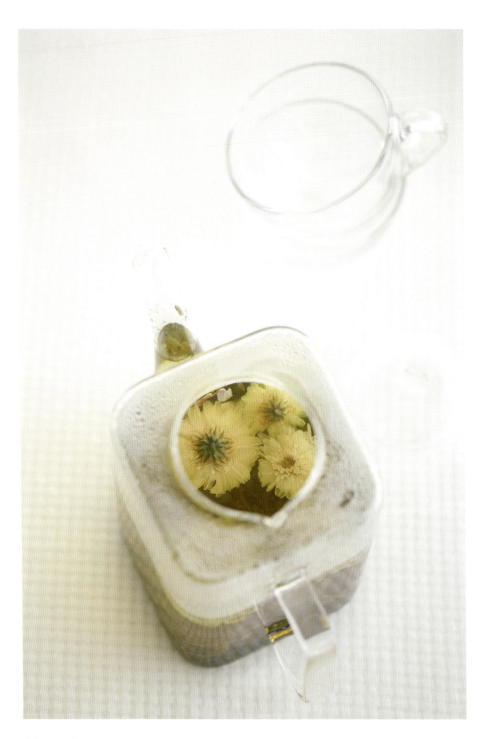

緑茶プラス菊花・ミントは相性抜群！
のどや鼻がスッキリします。

＋ 菊花・薄荷（ペパーミント）

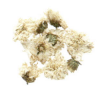

菊花
頭痛、のぼせ、めまい、イライラ、高血圧、花粉症を防ぐ。目の充血や乾燥、かすみ、吹き出物、腫れ物の解毒によい。

【材料】

緑茶……… 小さじ2
菊花……… 5個
薄荷（ペパーミント）……… 小さじ1
熱湯……… 300〜400㏄

【作り方】

ティーポットに緑茶、菊花、薄荷を入れ、熱湯を注いで蒸らす。

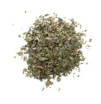

薄荷（ペパーミント）
気分のリフレッシュ。イライラ、顔のほてり、首や肩の熱、目の充血、胃の不調を解消。花粉症による鼻づまり、カゼによるのどの腫れや痛みによい。

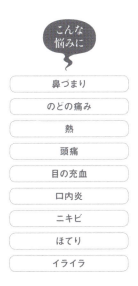

こんな悩みに
- 鼻づまり
- のどの痛み
- 熱
- 頭痛
- 目の充血
- 口内炎
- ニキビ
- ほてり
- イライラ

柚子茶の甘みで飲みやすく。
白きくらげはよくふやかして食べましょう。

＋ 柚子茶・白きくらげ

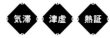

Green tea base

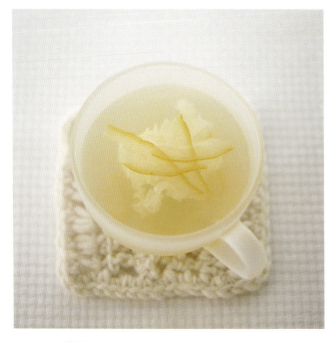

柚子
二日酔い、胃の不快感を解消。
咳を止め、痰切れをよくする。

白きくらげ
滋養強壮、肌に潤いを与える。
皮膚の乾燥や空咳、のどの渇
きを潤す。疲れ、息切れによい。

こんな悩みに

- 咳
- 痰
- のどの痛み、のどの乾燥
- 口の渇き
- 熱
- ほてり
- 二日酔い
- 乾燥
- イライラ

【材料】

緑茶 ……… 小さじ1
柚子茶 ……… 小さじ2
白きくらげ ……… 1g
熱湯 ……… 200cc

【作り方】

1 ティーポットに緑茶を入れ、熱湯を注いで蒸らす。

2 カップに柚子茶、白きくらげを入れる。

3 1を注ぎ、よく混ぜる。
白きくらげが広がればできあがり。

緑茶に華やかな香りをプラス。
リラックスできて、老化防止にも。

＋ 桜の花の塩漬け・クコの実

   気滞・血虚・熱証

Green tea base

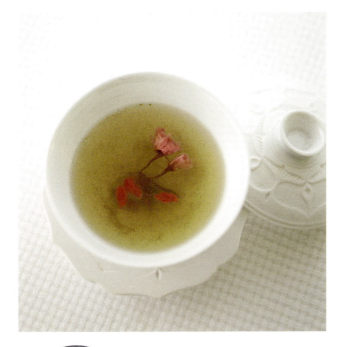

桜の花の塩漬け
芳香成分が気を巡らせ、リラックスによい。樹皮は皮膚などの炎症を和らげる。

クコの実
老化防止。耳鳴り、足腰の脱力、精力減退の改善にも有効。目のトラブル（眼精疲労、涙目、視力低下）にもよい。

こんな悩みに

- 二日酔い
- 肌あれ
- 美白
- 保湿
- イライラ
- ほてり

【材料】

緑茶 ……… 小さじ1
桜の花の塩漬け ……… 1～2輪
クコの実 ……… 小さじ1
熱湯 ……… 200cc

【作り方】

※桜についている塩を少し取り払っておく

1　ティーポットに緑茶を入れ、熱湯を注いで蒸らす。
2　カップに桜の塩漬け、クコの実を入れる。
3　1を注ぐ。

jasmine tea base

ジャスミン茶ベース

ベースが緑茶なので、体の熱を冷まし、消化を促します。
気の巡りをよくするため、精神の安定に。

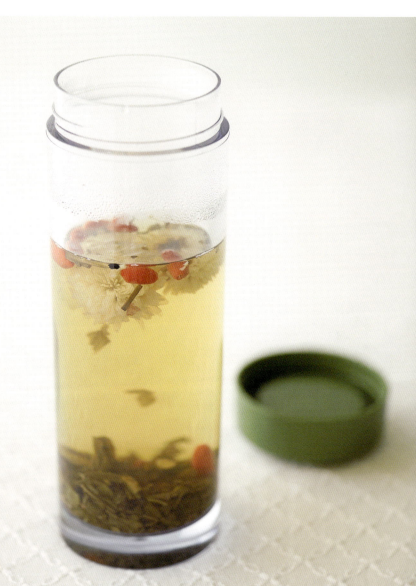

気滞　血虚　熱証

ジャスミンの華やかな香りに包まれながら、菊花とクコで目の疲れを癒しましょう。

＋ 菊花・クコの実

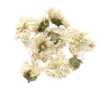

菊花
頭痛、のぼせ、めまい、イライラ、高血圧、花粉症を防ぐ。目の充血や乾燥、かすみ、吹き出物、腫れ物の解毒によい。

【材料】
ジャスミン茶 ……… 小さじ2～3
菊花 ……… 5個
クコの実 ……… 小さじ1
熱湯 ……… 300～400㏄

【作り方】
1　ティーポットにジャスミン茶、菊花、クコの実を入れ、熱湯を注いで蒸らす。
2　茶葉が広がったら、1をカップに注ぐ。

クコの実
老化防止。耳鳴り、足腰の脱力、精力減退の改善にも有効。目のトラブル（眼精疲労、涙目、視力低下）にもよい。

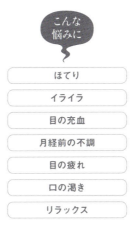

こんな悩みに

- ほてり
- イライラ
- 目の充血
- 月経前の不調
- 目の疲れ
- 口の渇き
- リラックス

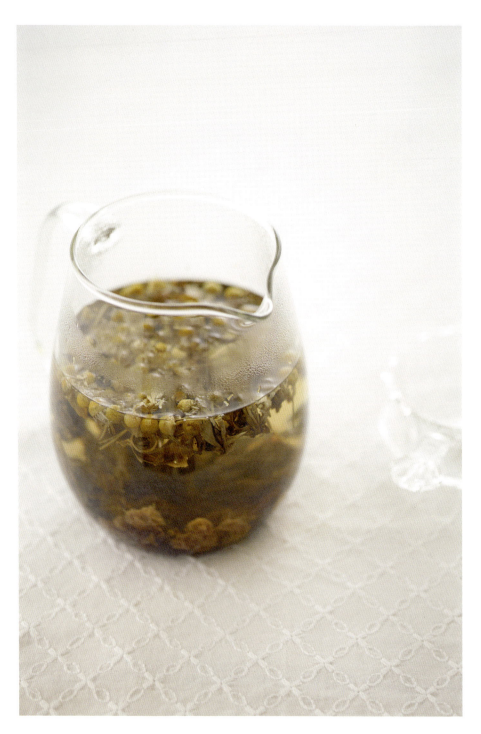

気滞　血虚　津虚　熱証

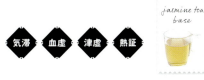

リラックスするのに最適な組み合わせ。
美白効果もあり、女性に嬉しいレシピです。

＋ カモミール・レーズン

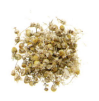

カモミール
眠れないときやリラックスしたいときによい。消炎作用があり、カゼや鼻炎、皮膚の炎症を和らげる。

【材料】

ジャスミン茶 ────── 小さじ2～3
カモミール ────── 小さじ1
レーズン ────── 小さじ1
熱湯 ───── 300～400㏄

【作り方】

1 ティーポットにジャスミン茶、カモミール、レーズンを入れ、熱湯を注いで蒸らす。

2 茶葉が広がったら、1をカップに注ぐ。

レーズン
血を補い胃腸のはたらきを助け、余分な水分を出す。

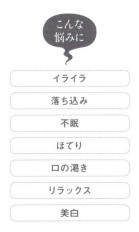

こんな悩みに

- イライラ
- 落ち込み
- 不眠
- ほてり
- 口の渇き
- リラックス
- 美白

27

気血を巡らせて、心と体の緊張をほぐします。
生理前の不調、シミ、シワにも効果的。

 気滞　 血虚　 瘀血

jasmine tea base

＋ローズ・なつめ

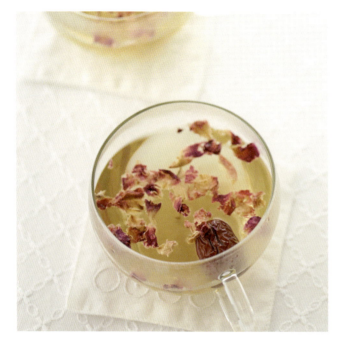

ローズ
胸やお腹の張り、ゲップ、イライラによい。冷えの緩和や、月経痛などの婦人科トラブルにも効果的。

なつめ
胃腸の調子を整え、食欲不振や体の疲れによい。気持ちの落ち込みや、イライラ、不眠など心の疲れも和らげる。

こんな悩みに

- イライラ
- 落ち込み
- 不眠
- 肩こり
- 頭痛
- 生理前の不調
- 美白
- シミ
- シワ

【材料】
ジャスミン茶……… 小さじ2〜3
ローズ（花びらまたはつぼみ）……… 小さじ1
なつめ……… 2個
熱湯……… 300〜400cc

【作り方】
1　ティーポットにジャスミン茶、ローズ、なつめを入れ、熱湯を注いで蒸らす。
2　茶葉が広がったら、1をカップに注ぐ。

こっている目や首、肩の緊張を癒します。
消化不良や胃もたれにも効くので、疲れたときに。

＋陳皮・クコの実

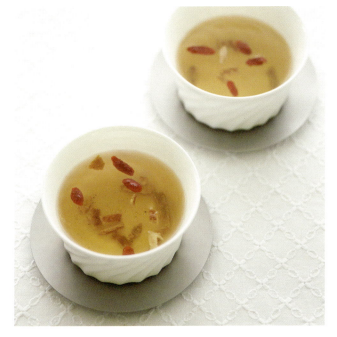

陳皮（みかんの果皮）
胃の働きを活発にして、消化吸収を促進する。のどや胸のつかえを取り除き、咳や痰、ゲップやお腹の張りにもよい。

クコの実
老化防止。耳鳴り、足腰の脱力、精力減退の改善にも有効。目のトラブル（眼精疲労、涙目、視力低下）にもよい。

こんな悩みに

- イライラ
- 目の疲れ
- 肩こり
- 消化不良
- 胃もたれ
- 痰
- クマ
- シワ

【材料】

ジャスミン茶 ……… 小さじ2〜3
陳皮 ……… 小さじ2
クコの実 ……… 小さじ1
熱湯 ……… 300〜400cc

【作り方】

1 ティーポットにジャスミン茶、陳皮、クコの実を入れ、熱湯を注いで蒸らす。
2 茶葉が広がったら、1をカップに注ぐ。

pu'ercha base

プーアール茶ベース

黒茶の代表とされ、血の巡りをよくし、老廃物を外に排出します。
食べ過ぎやダイエットによいので、女性の強い味方！

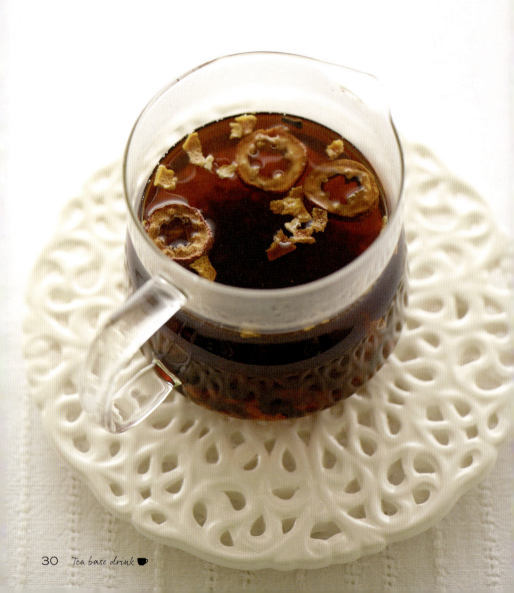

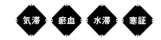

デトックスできるプーアール茶に、
山査子をプラスして、ダイエット効果を倍増。

＋山査子・陳皮

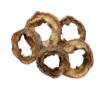

山査子
肉料理などの脂っこいものの消化を促進する。コレステロールや血圧を下げるはたらきもあるので、ダイエットや生活習慣病予防によい。

【材料】
プーアール茶……… 小さじ2
山査子（刻んだもの）……… 2〜3g（または粉末を小さじ1/2）
陳皮……… 小さじ1
熱湯……… 300〜400cc

【作り方】

1 ティーポットにプーアール茶を入れ、熱湯（分量外）を注ぎ、茶葉が広がったら1杯目は捨てる。

2 1に山査子、陳皮を入れ、熱湯を注いで蒸らす。

3 2をカップに注ぐ。

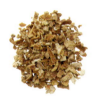

陳皮（みかんの果皮）
胃の働きを活発にして、消化吸収を促進する。のどや胸のつかえを取り除き、咳や痰、ゲップやお腹の張りにもよい。

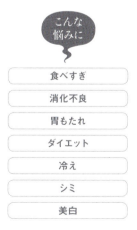

こんな悩みに

- 食べすぎ
- 消化不良
- 胃もたれ
- ダイエット
- 冷え
- シミ
- 美白

花の香りに癒されながら、
代謝をアップさせましょう。

＋ ローズ・紅花

 気滞 瘀血 寒証

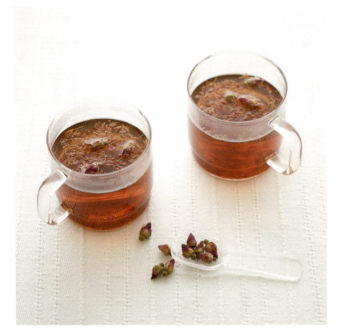

ローズ
胸やお腹の張り、ゲップ、イライラによい。冷えの緩和や、月経痛などの婦人科トラブルにも効果的。

紅花
鬱血を取り除いてコリや痛みを和らげる。月経痛や月経不順、月経前症候群、更年期障害に用いられる。妊娠中、妊娠の可能性がある人、月経過多の人は禁忌。

こんな悩みに

- ダイエット
- 肩こり
- 頭痛
- 関節痛
- 生理前の不調
- 生理痛
- 冷え
- シミ
- 美白
- しもやけ

【材料】

プーアール茶 ……… 小さじ2
ローズ（花びらまたはつぼみ）……… 小さじ2
紅花 ……… 小さじ1/2
熱湯 ……… 300〜400cc

【作り方】

1 ティーポットにプーアール茶を入れ、熱湯（分量外）を注ぎ、茶葉が広がったら1杯目は捨てる。

2 1にローズ、紅花を入れ、熱湯を注いで蒸らす。

血と水の巡りをよくして代謝アップ。
ポカポカすっきり軽やかに。

＋ 黒豆茶

血虚　瘀血　水滞

pu'ercha base

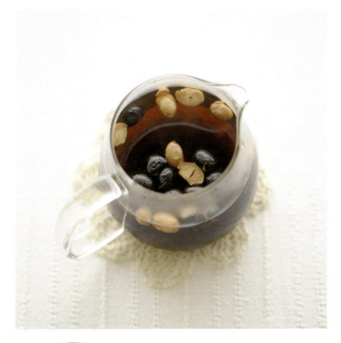

黒豆
滋養強壮や月経不順、腰痛、老化防止によい。血や水の巡りをよくするため、生活習慣病の予防やむくみにも効果的。

こんな悩みに

- むくみ
- 食べすぎ
- 消化不良
- 胃もたれ
- ダイエット
- 腰痛
- 老化防止
- シワ

【材料】
プーアール茶……… 小さじ2
黒豆茶……… 大さじ1
熱湯……… 300〜400cc

【作り方】
1 ティーポットにプーアール茶を入れ、熱湯（分量外）を注ぎ、茶葉が広がったら1杯目は捨てる。

2 1に黒豆茶を入れ、熱湯を注いで蒸らす。

black tea base

紅茶ベース

体を温め、精神を安定させる効果があります。
冷えや肩こりにも◎。キーマン、ダージリンなどがおすすめ。

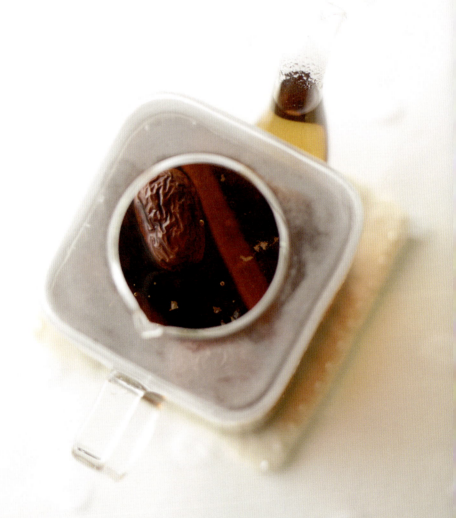

気虚 血虚 瘀血 水滞 寒証

香り高いシナモンは冷えに効果的。
なつめの甘みで癒されます。

＋ なつめ・シナモン

なつめ
胃腸の調子を整え、食欲不振や体の疲れによい。気持ちの落ち込みや、イライラ、不眠など心の疲れも和らげる。

【材料】

紅茶 ……… 小さじ2
なつめ ……… 1〜2個
シナモンスティック ……… 1本
熱湯 ……… 300〜400cc

【作り方】

ティーポットに紅茶、なつめ、シナモンを入れ、熱湯を注ぎ、2〜3分程蒸らす。

シナモン
冷えからくる腹痛、関節痛、月経痛などの痛みを和らげる。消化機能を高めるので、食欲がないときにも。

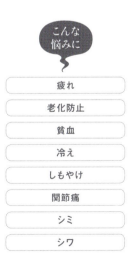

こんな悩みに

- 疲れ
- 老化防止
- 貧血
- 冷え
- しもやけ
- 関節痛
- シミ
- シワ

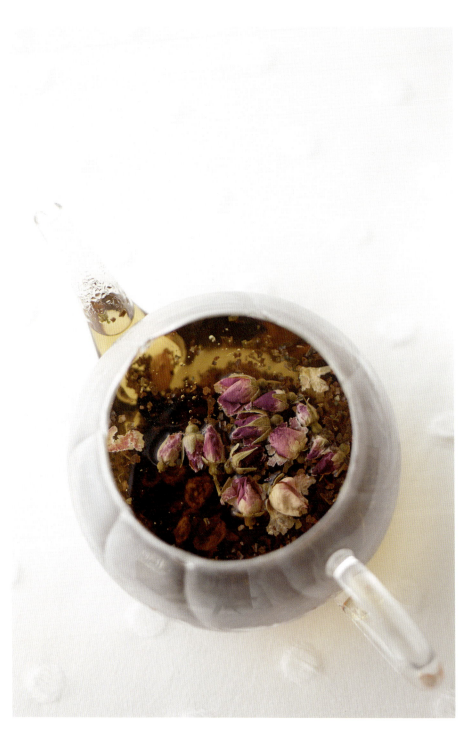

気滞 血虚 瘀血 寒証

black tea base

バラの香りで気分も華やかに。
レーズンで潤いも養える女性の味方。

＋ ローズ・レーズン

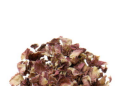

ローズ
胸やお腹の張り、ゲップ、イライラによい。冷えの緩和や、月経痛などの婦人科トラブルにも効果的。

【材料】

紅茶 ……… 小さじ2
ローズ（花びらまたはつぼみ）……… 小さじ2
レーズン ……… 小さじ1
熱湯 ……… 300～400㏄

【作り方】

ティーポットに紅茶、ローズ、レーズンを入れ、熱湯を注ぎ、2～3分程蒸らす。

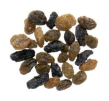

レーズン
血を補い胃腸のはたらきを助け、余分な水分を出す。

こんな悩みに

- 老化防止
- 冷え
- 貧血
- 生理痛
- シミ
- シワ
- クマ
- くすみ
- 美白
- イライラ

手足の冷えに抜群のお茶。
シミやシワ、老化防止にも効果的。

＋ 紅花・クコの実

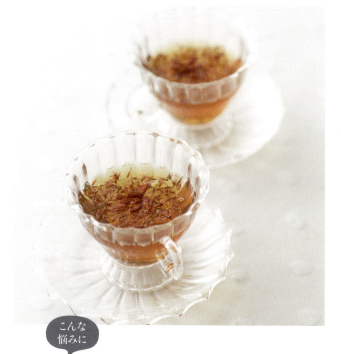

紅花
鬱血を取り除いてコリや痛みを和らげる。月経痛や月経不順、月経前症候群、更年期障害に用いられる。妊娠中、妊娠の可能性がある人、月経過多の人は禁忌。

クコの実
老化防止。耳鳴り、足腰の脱力、精力減退の改善にも有効。目のトラブル（眼精疲労、涙目、視力低下）にもよい。

こんな悩みに
- 老化防止
- 冷え
- 貧血
- 生理痛
- しもやけ
- シミ
- シワ
- クマ
- 肩こり
- 頭痛
- 目の疲れ

【材料】
紅茶……小さじ2
紅花……小さじ1
クコの実……小さじ1
熱湯……300〜400cc

【作り方】
ティーポットに紅茶、紅花、クコの実を入れ、熱湯を注ぎ、2〜3分程蒸らす。

血を養う食材トリオで潤う肌に。
老化やイライラの防止にも効きます。

気虚　気滞　血虚　瘀血　寒証

black tea base

＋ なつめ・クコの実・レーズン

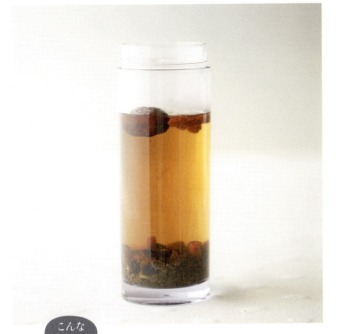

なつめ
胃腸の調子を整え、食欲不振や体の疲れによい。気持ちの落ち込みや、イライラ、不眠など心の疲れも和らげる。

クコの実
老化防止。耳鳴り、足腰の脱力、精力減退の改善にも有効。目のトラブル（眼精疲労、涙目、視力低下）にもよい。

こんな悩みに

- 老化防止
- 疲れ
- 貧血
- 保湿
- シワ
- 髪のパサつき
- くすみ
- ほうれいせん
- 目の疲れ
- イライラ
- リラックス

【材料】
紅茶──── 小さじ2
なつめ──── 1〜2個
クコの実──── 小さじ1
レーズン──── 小さじ1
熱湯──── 300〜400cc

レーズン
血を補い胃腸のはたらきを助け、余分な水分を出す。

【作り方】
ティーポットに紅茶、なつめ、クコの実、レーズンを入れ、熱湯を注ぎ、2〜3分程蒸らす。

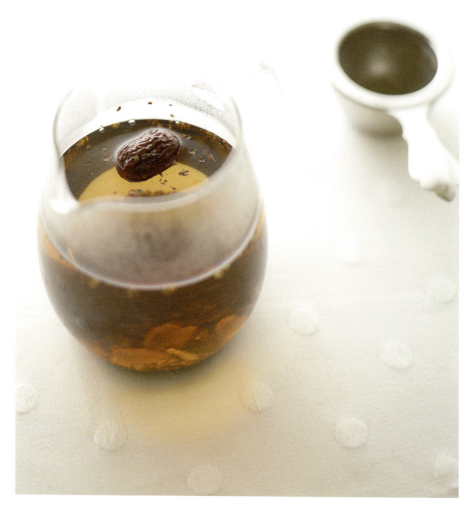

気虚　血虚　寒証

体を中から調え、温めて代謝アップ。
元気がほしいときにぴったりの1杯！

＋ 高麗人参・なつめ

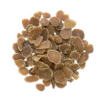

高麗人参
疲れや体力低下に効果的。食欲不振、軟便気味のときにも。高熱によって汗をかきすぎたときなどにも、渇きを潤す。

【材料】
紅茶 —— 小さじ2
高麗人参（スライス）—— 3～4枚
なつめ —— 1～2個
熱湯 —— 300～400cc

【作り方】
ティーポットに紅茶、高麗人参、なつめを入れ、熱湯を注ぎ、2～3分程蒸らす。

なつめ
胃腸の調子を整え、食欲不振や体の疲れによい。気持ちの落ち込みや、イライラ、不眠など心の疲れも和らげる。

こんな悩みに

- 疲れ
- 滋養強壮
- 老化防止
- 冷え
- 食欲不振
- 貧血
- 精力アップ
- たるみ
- シワ
- ほうれいせん

ほうじ茶ベース

本書では、緑茶を高熱で炒った一般的なものを使用。炒ってあるので、体を温める効果が期待できます。

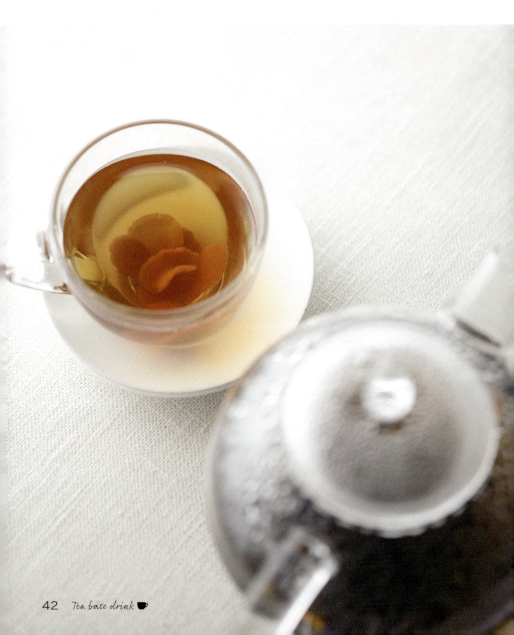

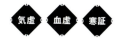

飲みやすく香ばしいほうじ茶に、
元気をくれる高麗人参の苦みが合います。

＋ 高麗人参

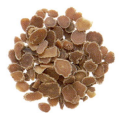

高麗人参
疲れや体力低下に効果的。食欲不振、軟便気味のときにも。高熱によって汗をかきすぎたときなどにも、渇きを潤す。

【材料】
ほうじ茶 ……… 大さじ2
高麗人参（スライス）……… 3～4枚
熱湯 ……… 300～400cc

【作り方】
ティーポットにほうじ茶、高麗人参を入れ、熱湯を注いで蒸らす。

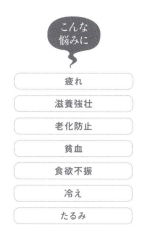

こんな悩みに

- 疲れ
- 滋養強壮
- 老化防止
- 貧血
- 食欲不振
- 冷え
- たるみ

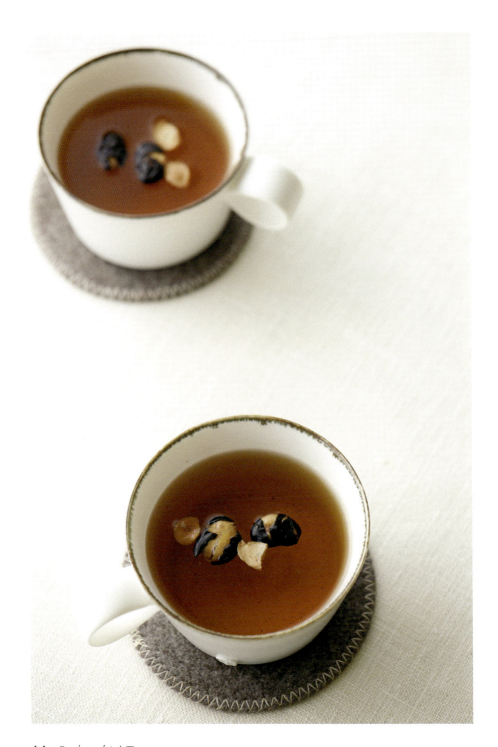

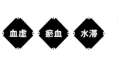 血虚 瘀血 水滞

hojicha base

おいしくないはずがない組み合わせ。
ぽかぽか温まり、体の中からスッキリ。

＋ 黒豆茶

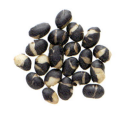

黒豆
滋養強壮や月経不順、腰痛、老化防止によい。血や水の巡りをよくするため、生活習慣病の予防やむくみにも効果的。

【材料】

ほうじ茶 ……… 大さじ2
黒豆茶 ……… 大さじ2
熱湯 ……… 300〜400cc

【作り方】

ティーポットにほうじ茶、黒豆茶を入れ、熱湯を注いで蒸らす。

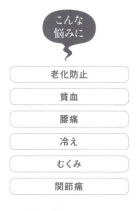

こんな悩みに

- 老化防止
- 貧血
- 腰痛
- 冷え
- むくみ
- 関節痛

Tear grass tea base

はと麦茶ベース

むくみをとる効果があります。
吹き出物やシミなどの肌トラブルにも。

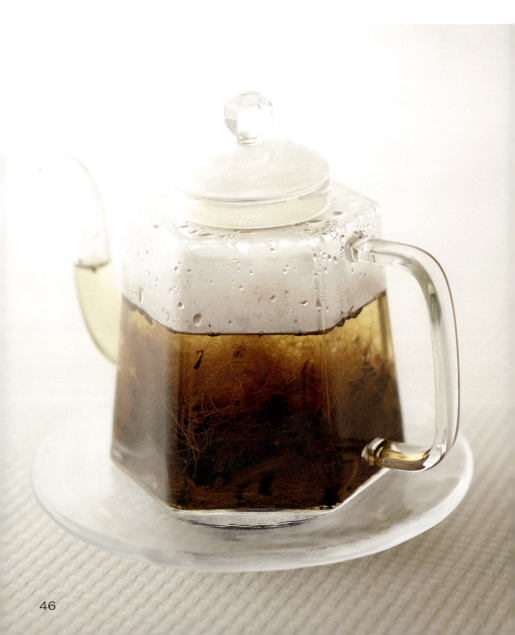

水滞　熱証

夏定番のお茶にとうもろこしのヒゲは相性抜群。
湿度に負けないスッキリした体に。

＋ とうもろこしのヒゲ

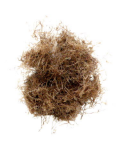

とうもろこしのヒゲ
尿を出すはたらきが強く、むくみ、慢性腎炎、腎結石、高血圧の予防などに用いられる。乾燥したものを使用しているが、生でも可。

【材料】
はと麦茶 ……… 大さじ2
とうもろこしのヒゲ ……… 大さじ1
熱湯 ……… 300〜400cc

【作り方】
ティーポットにはと麦茶、とうもろこしのヒゲを入れ、熱湯を注いで蒸らす。

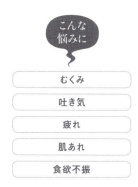

こんな悩みに

- むくみ
- 吐き気
- 疲れ
- 肌あれ
- 食欲不振

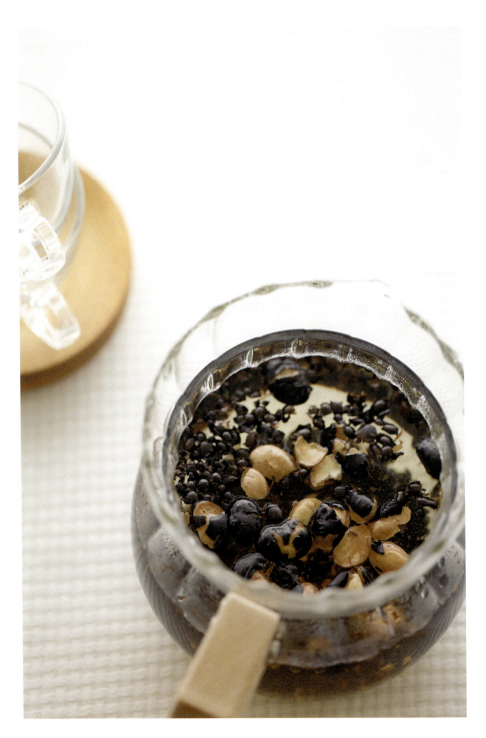

黒豆茶でさらに香ばしく、味深く。
ダブルの力で水の巡りをよくします。

＋ 黒豆茶

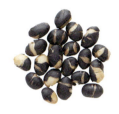

黒豆
滋養強壮や月経不順、腰痛、老化防止によい。血や水の巡りをよくするため、生活習慣病の予防やむくみにも効果的。

【材料】
はと麦茶 ……… 大さじ2
黒豆茶 ……… 大さじ2
熱湯 ……… 300〜400㏄

【作り方】
ティーポットにはと麦茶、黒豆茶を入れ、熱湯を注いで蒸らす。

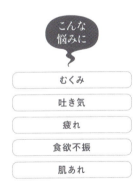

こんな悩みに
- むくみ
- 吐き気
- 疲れ
- 食欲不振
- 肌あれ

tochuu tea base

杜仲茶ベース

漢方薬には樹皮が使われますが、お茶には葉を使用します。腰や膝のだるさ、腰痛、婦人科トラブルなどに効果あり。

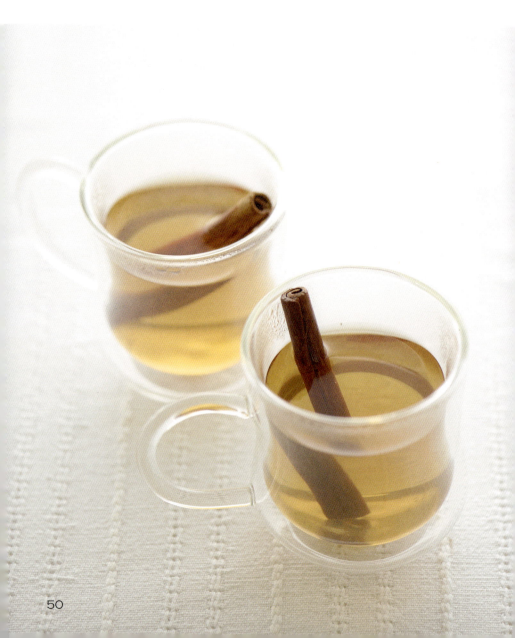

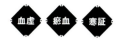

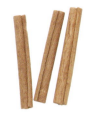

寒がりや冷え症の人にとっての強い味方。
子宮力アップにもつながります。

＋シナモン

シナモン
冷えからくる腹痛、関節痛、月経痛などの痛みを和らげる。消化機能を高めるので、食欲がないときにも。

【材料】

杜仲茶 …… 大さじ2
シナモン（スティック）…… 1本
熱湯 …… 300〜400cc

【作り方】

ティーポットに杜仲茶、シナモンを入れ、熱湯を注いで蒸らす。

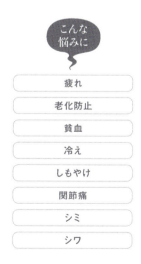

こんな悩みに

- 疲れ
- 老化防止
- 貧血
- 冷え
- しもやけ
- 関節痛
- シミ
- シワ

女性の嬉しい食材の組み合わせ。
手足や下半身の冷えにピッタリです。

＋ 紅花

紅花
鬱血を取り除いてコリや痛みを和らげる。月経痛や月経不順、月経前症候群、更年期障害に用いられる。妊娠中、妊娠の可能性がある人、月経過多の人は禁忌。

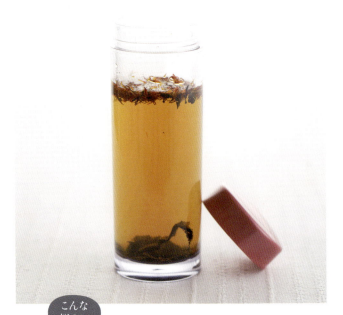

こんな悩みに
- 冷え
- しもやけ
- 生理痛
- 腰痛
- 関節痛
- 老化防止
- 精力アップ
- シミ
- クマ
- くすみ
- 肩こり

【材料】

杜仲茶 ……… 大さじ1
紅花 ……… 小さじ1
熱湯 ……… 300〜400cc

【作り方】

ティーポットに杜仲茶、紅花を入れ、熱湯を注いで蒸らす。

漢方では黒のものは老化を防ぐと考えます。
エイジングケアや下半身のむくみにどうぞ。

 気虚 血虚 水滞 寒証

✚ 黒豆茶

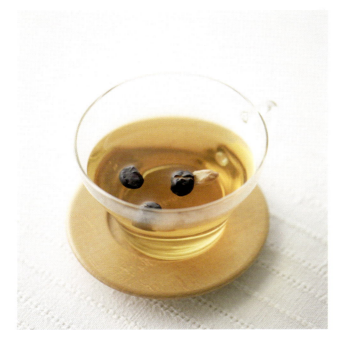

黒豆
滋養強壮や月経不順、腰痛、老化防止によい。血や水の巡りをよくするため、生活習慣病の予防やむくみにも効果的。

こんな悩みに

- むくみ
- 老化防止
- 関節痛
- 腰痛
- 精力アップ
- 冷え
- くすみ

【材料】
杜仲茶 ……… 大さじ1
黒豆茶 ……… 大さじ2
熱湯 ……… 300〜400cc

【作り方】
ティーポットに杜仲茶、黒豆茶を入れ、熱湯を注いで蒸らす。

薬膳素材だけで作るドリンク

本書では、緑茶、ジャスミン茶、プーアール茶、
紅茶、ほうじ茶、はと麦茶、杜仲茶と、
お茶をベースに、薬膳食材をプラスして作るレシピを掲載しています。
また、後半では、牛乳、豆乳、甘酒、
ヨーグルトをベースにしたものも。
ここでは、食材だけで作れる、
ちょっと変わったドリンクをご紹介。
ベースがない分、味わいや香りがダイレクトに伝わり、
素材のもつ美しい色合いも楽しめます。

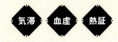

気滞　血虚　熱証

菊花とクコは昔から目に効く名コンビ。
漢方薬にもセットで用いられています。

菊花 × クコの実

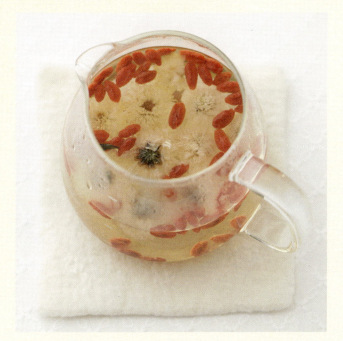

菊花
頭痛、のぼせ、めまい、イライラ、高血圧、花粉症を防ぐ。目の充血や乾燥、かすみ、吹き出物、腫れ物の解毒によい。

クコの実
老化防止。耳鳴り、足腰の脱力、精力減退の改善にも有効。目のトラブル（眼精疲労、涙目、視力低下）にもよい。

こんな悩みに
- 目の疲れ
- 目の充血
- イライラ
- 老化防止
- シワ

【材料】

菊花 ……… 7〜8個
クコの実 ……… 小さじ1
熱湯 ……… 300cc

【作り方】

ティーポットに菊花、クコの実を入れ、熱湯を注いで蒸らす。

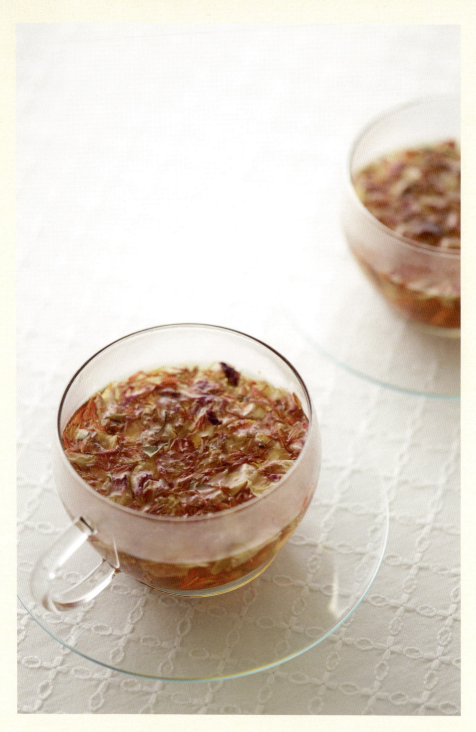

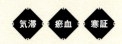

気滞　瘀血　寒証

見た目も香りも華やかなレシピ。
気血を巡らせ、潤いもチャージできます。

紅花 × ローズ × はちみつ

紅花
鬱血を取り除いてコリや痛みを和らげる。月経痛や月経不順、月経前症候群、更年期障害に用いられる。妊娠中、妊娠の可能性がある人、月経過多の人は禁忌。

ローズ
胸やお腹の張り、ゲップ、イライラによい。冷えの緩和や、月経痛などの婦人科トラブルにも効果的。

はちみつ
肺を潤し、咳、痰、皮膚の乾燥によく、風邪予防に効果的。腸を潤し、便通をよくする。口内炎にもよい。

【材料】
紅花 ──── 小さじ1/2
ローズ（花びらまたはつぼみ）──── 小さじ2
はちみつ ──── 好みの量
熱湯 ──── 300㏄

【作り方】
1　ティーポットに紅花、ローズを入れ、熱湯を注いで蒸らす。
2　カップに1を注ぎ、はちみつを加えてよく混ぜる。

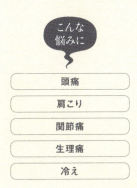

こんな悩みに

- 頭痛
- 肩こり
- 関節痛
- 生理痛
- 冷え

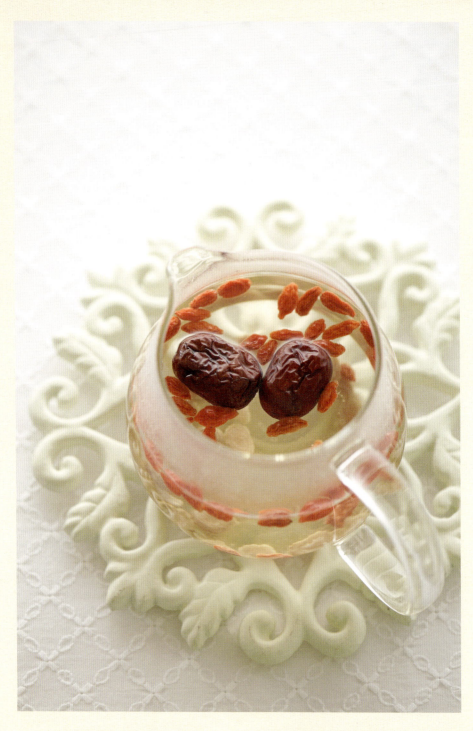

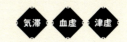

気滞 血虚 津虚

不老長寿のトリオで、滋養強壮の効果あり。
スープや鍋の出汁にも使えます。

高麗人参 × なつめ × クコの実

高麗人参
疲れや体力低下に効果的。食欲不振、軟便気味のときにも。高熱によって汗をかきすぎたときなどにも、渇きを潤す。

なつめ
胃腸の調子を整え、食欲不振や体の疲れによい。気持ちの落ち込みや、イライラ、不眠など心の疲れも和らげる。

クコの実
老化防止。耳鳴り、足腰の脱力、精力減退の改善にも有効。目のトラブル（眼精疲労、涙目、視力低下）にもよい。

【材料】
高麗人参（スライス）……… 3〜4枚
なつめ ……… 2個
クコの実 ……… 小さじ2
熱湯 ……… 300cc

【作り方】
ティーポットに高麗人参、なつめ、クコの実を入れ、熱湯を注いで蒸らす。

こんな悩みに

- 疲れ
- たるみ
- 滋養強壮
- シワ
- 老化防止
- くすみ
- 貧血
- 冷え
- 精力アップ
- 食欲不振
- 目の疲れ

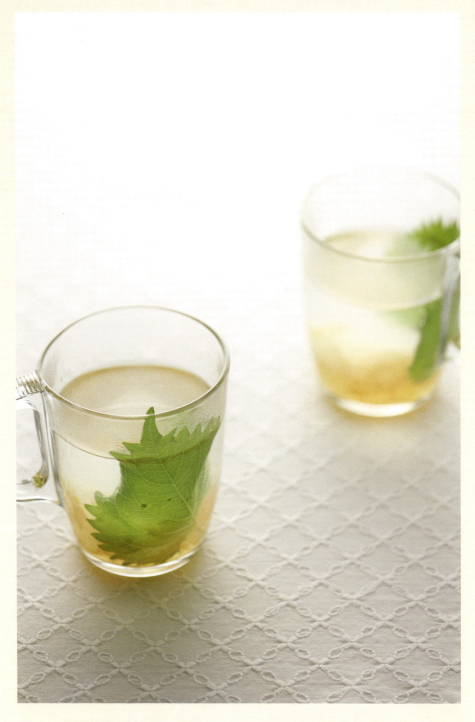

気滞

気を巡らせ、ストレス発散に最適です。
のどの痛みや痰が気になるときにも。

柚子茶 × 大葉

柚子
二日酔い、胃の不快感を解消。
咳を止め、痰切れをよくする。

大葉
胃腸の働きを回復させるので
食欲増進、腹部の張りに用い
られる。魚介類の食中毒予
防や中毒症状の嘔吐や下痢
にも。

【材料】

柚子茶 …… 大さじ2
大葉 …… 1枚
熱湯 …… 200㏄

【作り方】

カップに柚子茶、大葉を入れ、熱湯を注いでよくかき混ぜる。

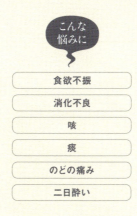

こんな悩みに

- 食欲不振
- 消化不良
- 咳
- 痰
- のどの痛み
- 二日酔い

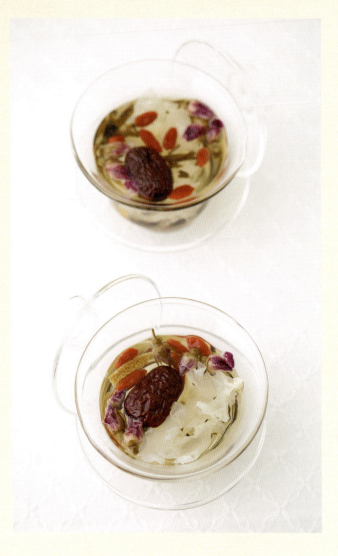

陳皮(みかんの果皮)
胃の働きを活発にして、消化吸収を促進する。喉や胸のつかえを取り除き、咳や痰、ゲップやお腹の張りにもよい。

なつめ
胃腸の調子を整え、食欲不振や体の疲れによい。気持ちの落ち込みや、イライラ、不眠など心の疲れも和らげる。

菊花
頭痛、のぼせ、めまい、イライラ、高血圧、花粉症を防ぐ。目の充血や乾燥、かすみ、吹き出物、腫れ物の解毒によい。

クコの実
老化防止。耳鳴り、足腰の脱力、精力減退の改善にも有効。目のトラブル(眼精疲労、涙目、視力低下)にもよい。

ローズ
胸やお腹の張り、ゲップ、イライラによい。冷えの緩和や、月経痛などの婦人科トラブルにも効果的。

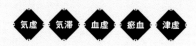

気虚　気滞　血虚　瘀血　津虚

8種類もの素材で贅沢に作ります。
香りがよく、きくらげの食感も楽しめる1品。

八宝茶

菊花 × クコの実 × 陳皮 × なつめ ×
ローズ × 白きくらげ × 氷砂糖 × ジャスミン茶

白きくらげ
滋養強壮、肌に潤いを与える。皮膚の乾燥や空咳、のどの渇きを潤す。疲れ、息切れによい。

氷砂糖
気を補い肺を潤す働きがあり、疲労や夏バテ、食欲不振、空咳などによい。

ジャスミン茶
体の熱を冷まし、消化を促す。気の巡りをよくするため、イライラや憂鬱気分などの精神の安定に。

【材料】
菊花 ……… 1〜2個
クコの実 ……… 小さじ1
陳皮 ……… 小さじ1
なつめ ……… 1個
ローズ（花びらまたはつぼみ）……… 小さじ1
白きくらげ ……… 1〜2g
氷砂糖 ……… 好みの量
ジャスミン茶 ……… 小さじ1/2
熱湯 ……… 300cc

【作り方】
ティーポットに全ての材料を入れ、熱湯を注ぎ、氷砂糖が溶けるまでよく蒸らす。

こんな悩みに

- イライラ
- 落ち込み
- リラックス
- 疲れ
- 保湿
- 老化防止
- シワ
- 目の疲れ

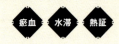

甘酸っぱくてデザートのようなおいしさ。
トリプルプレーでむくみをとります。

ハイビスカス × ドライマンゴー × ドライパイナップル

瘀血　水滞　熱証

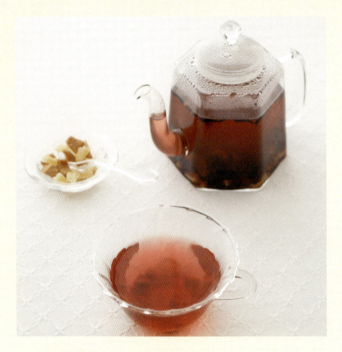

ハイビスカス
体の余分な熱を冷まし、水の巡りをよくするはたらきがあり、夏バテやむくみによい。シミ・ソバカスなどにも効果的。

マンゴー
体の余分な熱を冷ますことで、口の渇きやほてりを鎮める。むくみや、梅雨時季の重だるさにもよい。

パイナップル
夏バテや疲労回復の助けになる。食べすぎによる消化不良、下痢、便秘によい。利尿のはたらきがあり、むくみや二日酔いにも。

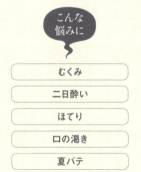

こんな悩みに
- むくみ
- 二日酔い
- ほてり
- 口の渇き
- 夏バテ

【材料】
ハイビスカス……大さじ2
ドライマンゴー……20g
ドライパイナップル……20g
熱湯……300cc

【作り方】
ティーポットにハイビスカス、ドライマンゴー、ドライパイナップルを入れ、熱湯を注いで蒸らす。

Milk

Soy milk

Amazake

Yogurt

いつもの飲み物をベースに作る薬膳ドリンク

牛乳、豆乳、甘酒、ヨーグルト
何気なく飲んでいるドリンクにも
薬膳効果は含まれています。
食材を追加して、
さらに体に合わせたドリンクを飲んでください。

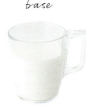

Milk base

牛乳ベース

五臓を養い、肺や胃腸、肌や髪を潤してくれます。
のどの渇きや便秘解消によく、リラックス効果も。

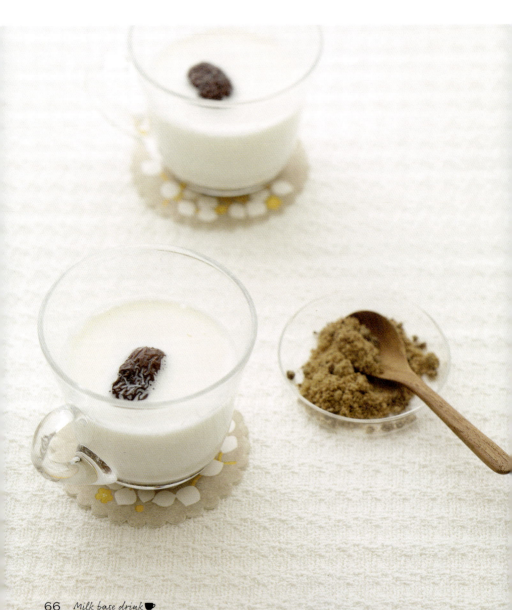

気虚　血虚　津虚

牛乳を飲むなら、ぜひなつめと黒糖も一緒に。
心を癒し、たまった疲労を和らげます。

＋ なつめ・黒糖

なつめ
胃腸の調子を整え、食欲不振や体の疲れによい。気持ちの落ち込みや、イライラ、不眠など心の疲れも和らげる。

【材料】
牛乳……… 200㏄
なつめ……… 1個
黒糖……… 適量

【作り方】
カップに温めた牛乳・なつめ・黒糖を入れ、よくかき混ぜる。
※牛乳を温めるときに、なつめも加えるとより早く抽出できる。

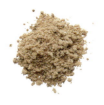

黒糖
血を補うため出産後の不正出血、体力回復、貧血によい。冷えからくる月経痛や月経不順など、女性特有のトラブルによい。

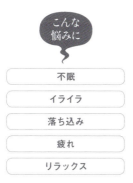

こんな悩みに

- 不眠
- イライラ
- 落ち込み
- 疲れ
- リラックス

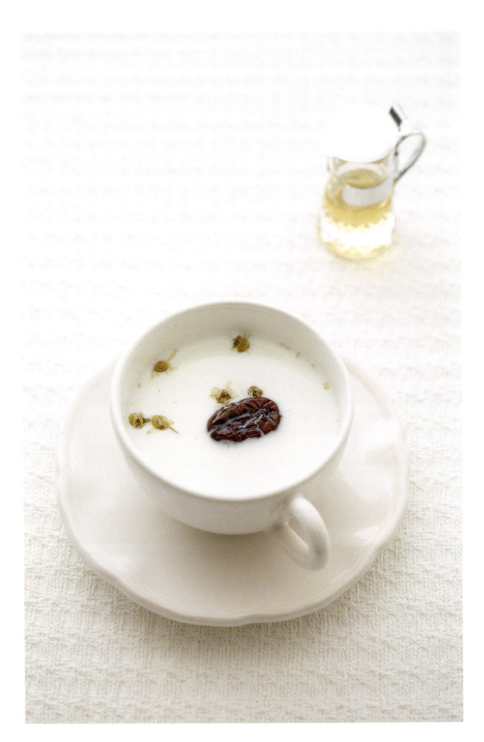

気虚 気滞 ・血虚・津虚

精神を落ち着かせる食材トリオ。
昼間の緊張を和らげ、リラックスしたい夜に。

＋ カモミール・なつめ・はちみつ

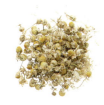

カモミール
眠れないときやリラックスしたいときによい。消炎作用があり、カゼや鼻炎、皮膚の炎症を和らげる。

【材料】
牛乳 ……… 100cc
カモミール ……… 小さじ1
なつめ ……… 1個
はちみつ ……… 適量
熱湯 ……… 100cc

【作り方】
1 ティーポットにカモミールとなつめを入れ、熱湯を注ぎ、蒸らしておく。
2 カップに1、温めた牛乳、はちみつを入れ、よくかき混ぜる。

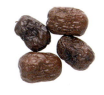

なつめ
胃腸の調子を整え、食欲不振や体の疲れによい。気持ちの落ち込みや、イライラ、不眠など心の疲れも和らげる。

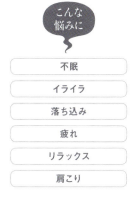

こんな悩みに
- 不眠
- イライラ
- 落ち込み
- 疲れ
- リラックス
- 肩こり

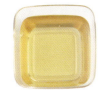

はちみつ
肺を潤し、咳、痰、皮膚の乾燥によく、カゼ予防に効果的。腸を潤し、便通をよくする。口内炎にもよい。

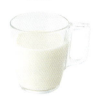

豆乳ベース

血を補い、体液を増して、体内に潤いを与えます。
貧血、低血圧、気管支が弱い、鼻づまりなどにも効果的。

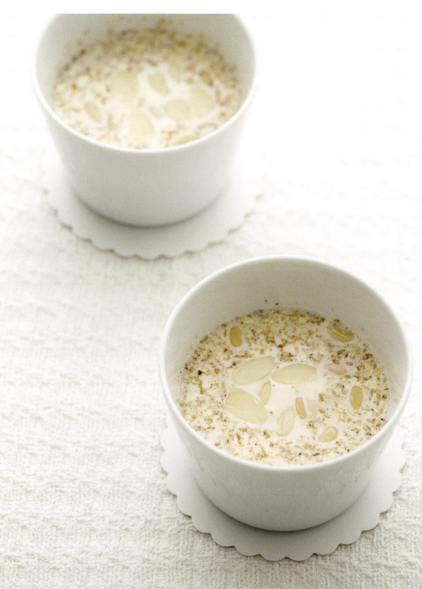

漢方では、白色食材は呼吸器や肌を潤すもの。
保湿の最強メンバーを合わせました。

気虚・血虚・津虚

＋ 白ごま・松の実・
　　アーモンド・はちみつ

【材料】
豆乳　　　　100〜150cc
白ごま（すりごま）　　大さじ1
松の実　　　小さじ2
アーモンド（ダイス）　　大さじ1
はちみつ　　適量

【作り方】
カップに温めた豆乳、白ごま、松の実、アーモンド、はちみつを入れ、よくかき混ぜる。

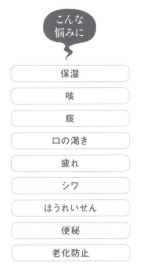

こんな悩みに
- 保湿
- 咳
- 痰
- 口の渇き
- 疲れ
- シワ
- ほうれいせん
- 便秘
- 老化防止

白ごま
五臓を潤すはたらきがあり、肌の乾燥や便秘の予防、加齢によるトラブルによい。

松の実
血を補い、体の中、皮膚や髪の毛に潤いを与え、滋養強壮効果によって老化防止に有効。空咳、便秘の解消によい。

アーモンド
気血水全て補うはたらきがあり、食欲不振や貧血、便秘、咳によい。

はちみつ
肺を潤し、咳、痰、皮膚の乾燥によく、カゼ予防に効果的。腸を潤し、便通をよくする。口内炎にもよい。

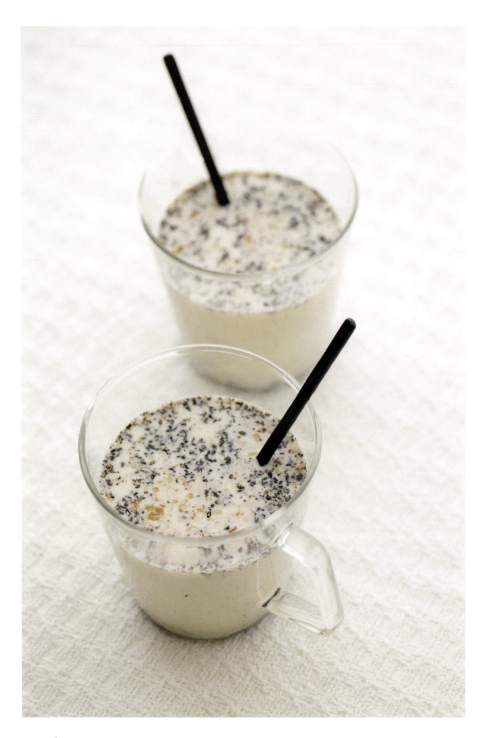

Soy milk base drink

気虚　血虚　津虚　寒証

黒ごまは体を潤わせ、くるみは体を温めます。
ずっとイキイキ輝いているために。

＋ 黒ごま・くるみ・黒糖

【材料】
豆乳 ──── 100〜150㏄
黒ごま（すりごま）──── 大さじ1
くるみ（砕く）──── 大さじ1
黒糖 ──── 適量

【作り方】
カップに温めた豆乳、黒ごま、くるみ、黒糖を入れ、よくかき混ぜる。

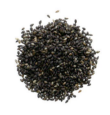

黒ごま
耳鳴り、めまい、足腰に力が入らない、肌や髪のパサつきに効果的。腸を潤すため乾燥からくる便秘にもよい。

くるみ
腰痛、耳鳴り、肌の老化防止、滋養強壮効果に期待できる。慢性の咳、喘息に有効。息切れ、便秘の解消にも。

こんな悩みに
- 保湿
- 滋養強壮
- 疲れ
- 腰痛
- 精力アップ
- 冷え
- 生理不順
- 老化防止
- 白髪
- 抜け毛
- シワ

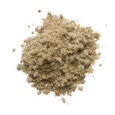

黒糖
血を補うため出産後の不正出血、体力回復、貧血によい。冷えからくる月経痛や月経不順など、女性特有のトラブルによい。

香ばしさプラスで、豆乳が苦手でも飲みやすく。
黒ごま・きなこで気血を補い元気をつけます。

＋ 黒ごま・きなこ・黒糖

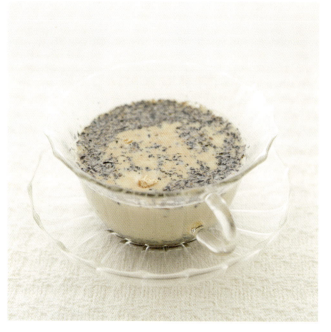

黒ごま
耳鳴り、めまい、足腰に力が入らない、肌や髪のパサつきに効果的。腸を潤すため乾燥からくる便秘にもよい。

きなこ（大豆）
消化不良、お腹の張りによい。水分代謝をよくし、むくみ、発汗、利尿によい。疲れ、生活習慣病の予防にも効果的。

黒糖
血を補うため出産後の不正出血、体力回復、貧血によい。冷えからくる月経痛や月経不順など、女性特有のトラブルによい。

こんな悩みに

- 保湿
- 滋養強壮
- 老化防止
- 疲れ
- 白髪
- 抜け毛
- シワ

【材料】

豆乳 …… 100〜150cc
黒ごま（すりごま）…… 大さじ1
きなこ …… 大さじ1
黒糖 …… 適量

【作り方】

カップに温めた豆乳、黒ごま、きなこ、黒糖を入れ、よくかき混ぜる。

クコの実とレーズンは血を養います。
潤いも与えるので、美肌づくりの強い味方。

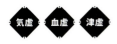 気虚　血虚　津虚

 soy milk base

＋ クコの実・レーズン・はちみつ

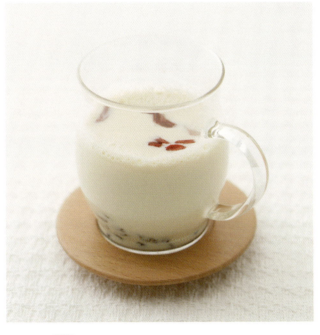

クコの実
老化防止。耳鳴り、足腰の脱力、精力減退の改善にも有効。目のトラブル（眼精疲労、涙目、視力低下）にもよい。

レーズン
血を補い胃腸のはたらきを助け、余分な水分を出す。

こんな悩みに

- 保湿
- 口の渇き
- ほてり
- 疲れ
- 咳
- 痰
- 精力アップ
- シワ
- ほうれいせん
- 老化防止

【材料】
豆乳 ……… 100〜150cc
クコの実 ……… 小さじ2
レーズン ……… 小さじ2
はちみつ ……… 適量

【作り方】
カップに温めた豆乳、クコの実、レーズン、はちみつを入れ、よくかき混ぜる。

はちみつ
肺を潤し、咳、痰、皮膚の乾燥によく、カゼ予防に効果的。腸を潤し、便通をよくする。口内炎にもよい。

Amazake base

甘酒ベース

元気の源である気を補うため、滋養強壮・体力回復によい。
江戸時代には、夏バテ対策として飲まれていました。

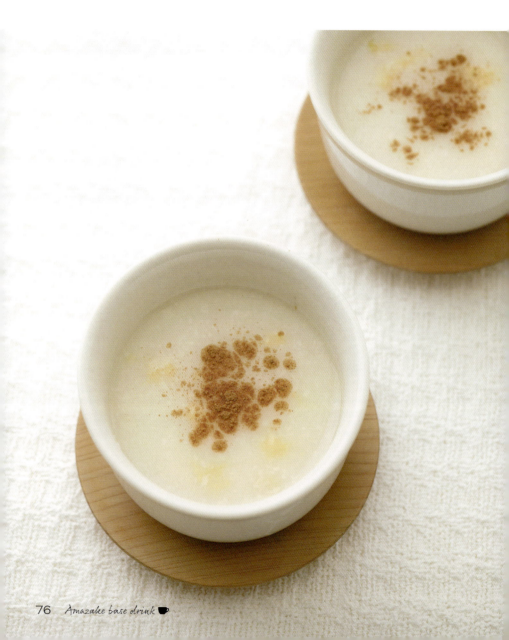

葛根湯にも入っている組み合わせ。
悪寒がしたり、冷えているときにぴったり。

＋ 生姜・葛粉・シナモン・はちみつ

 気虚 気滞 瘀血 水滞 寒証

【材料】
甘酒（濃縮タイプ） ……… 大さじ2
おろし生姜（チューブで可） ……… 適量
葛粉 ……… 小さじ1
シナモン（パウダー） ……… 適量
はちみつ ……… 適量
熱湯 ……… 100cc

【作り方】
1 カップに甘酒、おろし生姜、葛粉、はちみつを入れ、熱湯を注ぎ、よくかき混ぜる。
2 シナモンを振る。

生姜
新陳代謝を高めて体を温め、血行促進、食欲を増進させる。カゼの初期症状、冷えで悪化する咳や痰に有効。

葛粉
カゼのひき初めの頭痛や発熱、項背部の痛みを和らげる。口の渇きにもよい。

シナモン
冷えからくる腹痛、関節痛、月経痛などの痛みを和らげる。消化機能を高めるので、食欲がないときにも。

はちみつ
肺を潤し、咳、痰、皮膚の乾燥によく、カゼ予防に効果的。腸を潤し、便通をよくする。口内炎にもよい。

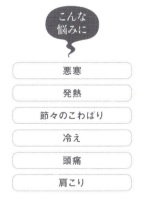

こんな悩みに
- 悪寒
- 発熱
- 節々のこわばり
- 冷え
- 頭痛
- 肩こり

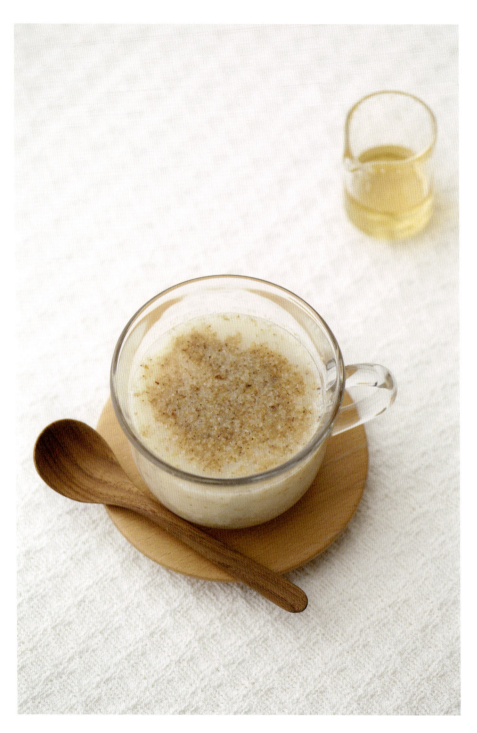

気虚　津虚

Amazake base

潤い・保湿ケアをするなら、白×白コンビ。
お通じもよくなり、代謝もアップします。

＋白ごま・はちみつ

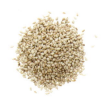

白ごま
五臓を潤すはたらきがあり、肌の乾燥や便秘の予防、加齢によるトラブルによい。

【材料】

甘酒（濃縮タイプ）……… 大さじ2
白ごま（すりごま）……… 大さじ1
はちみつ ……… 適量
熱湯 ……… 100cc

【作り方】

カップに甘酒、白ごま、はちみつを入れ、熱湯を注ぎ、よくかき混ぜる。

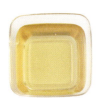

はちみつ
肺を潤し、咳、痰、皮膚の乾燥によく、カゼ予防に効果的。腸を潤し、便通をよくする。口内炎にもよい。

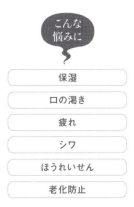

こんな悩みに

- 保湿
- 口の渇き
- 疲れ
- シワ
- ほうれいせん
- 老化防止

エイジングケアが叶う黒×黒コンビ。
コクのある味わいで飲みごたえもあります。

＋ 黒ごま・黒糖

気虚 ・ 血虚
瘀血 ・ 津虚 ・ 寒証

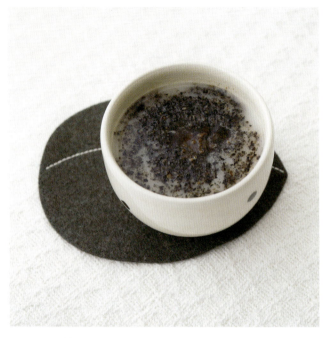

黒ごま
耳鳴り、めまい、足腰に力が入らない、肌や髪のパサつきに効果的。腸を潤すため乾燥からくる便秘にもよい。

黒糖
血を補うため出産後の不正出血、体力回復、貧血によい。冷えからくる月経痛や月経不順など、女性特有のトラブルによい。

こんな悩みに
- 疲れ
- 滋養強壮
- 老化防止
- 保湿
- 白髪
- シワ

【材料】
甘酒（濃縮タイプ）……… 大さじ2
黒ごま（すりごま）……… 大さじ1
黒糖 ……… 適量
熱湯 ……… 100㏄

【作り方】
カップに甘酒、黒ごま、黒糖を入れ、熱湯を注ぎ、よくかき混ぜる。

冷えた体を早く温めたいときはこれ！
内側からポカポカ温まります。

＋ きなこ・シナモン・黒糖

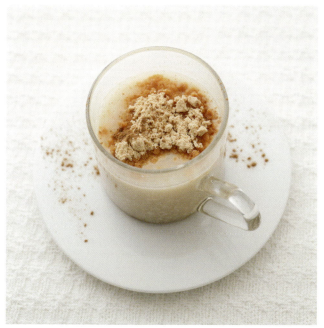

きなこ（大豆）
消化不良、お腹の張りによい。水分代謝をよくし、むくみ、発汗、利尿によい。疲れ、生活習慣病の予防にも効果的。

シナモン
冷えからくる腹痛、関節痛、月経痛などの痛みを和らげる。消化機能を高めるので、食欲がないときにも。

黒糖
血を補うため出産後の不正出血、体力回復、貧血によい。冷えからくる月経痛や月経不順など、女性特有のトラブルによい。

こんな悩みに
- 疲れ
- 冷え
- 頭痛
- 関節痛
- 肩こり
- 消化不良

【材料】
甘酒（濃縮タイプ）……… 大さじ2
きなこ ……… 大さじ1
シナモン（パウダー）……… 適量
黒糖 ……… 適量
熱湯 ……… 100cc

【作り方】

1　カップに甘酒、きなこ、黒糖を入れ、熱湯を注ぎ、よくかき混ぜる。

2　シナモンを振る。

Yogurt base

ヨーグルトベース

体の熱を癒し、潤いを補います。発熱やほてり、不眠、便秘、発疹、美肌、免疫力向上におすすめ。

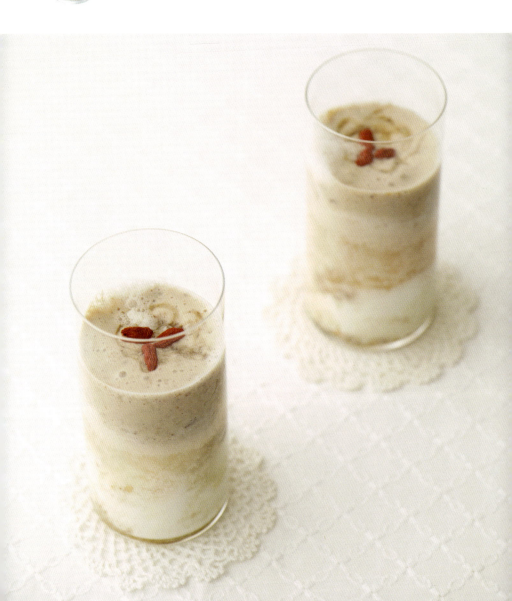

漢方では、大腸と肌は関係が深いと考えます。
肌を潤して、便秘も解消しましょう。

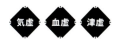

＋ あんず・いちじく・クコの実・豆乳・はちみつ

【材料】
ヨーグルト（無糖）……… 大さじ3
あんず（ドライ）……… 2個
いちじく（ドライ）……… 2個
クコの実 ……… 2〜3粒
豆乳 ……… 50cc
水 ……… 100cc
はちみつ ……… 適量

【作り方】
1 あんずといちじくは刻んでおく。
2 クコの実以外の材料をミキサーに入れて、かくはんする。
3 2をカップに入れ、クコの実を飾る。

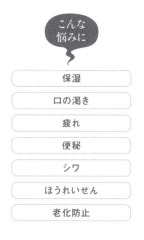

こんな悩みに
- 保湿
- 口の渇き
- 疲れ
- 便秘
- シワ
- ほうれいせん
- 老化防止

あんず
肌やのどの粘膜の乾燥による風邪や咳、呼吸器系のトラブルによい。暑気あたりや慢性の下痢、便秘の解消に有効で、美白度アップにも。

いちじく
胃腸の調子を整え、便通をよくし、潤い効果が期待できる。吐血、鼻血、痔に有効。

クコの実
老化防止。耳鳴り、足腰の脱力、精力減退の改善にも有効。目のトラブル（眼精疲労、涙目、視力低下）にもよい。

豆乳
血を補い、体液を増して、体内に潤いを与える。貧血、低血圧、気管支が弱い、鼻づまり、痰、口の渇きなどにも。

はちみつ
肺を潤し、咳、痰、皮膚の乾燥によく、カゼ予防に効果的。腸を潤し、便通をよくする。口内炎にもよい。

ヨーグルトで体にこもった余分な熱を鎮静し、さらに潤いを与えるので、美肌づくりに。

＋ 白ごま・アーモンド・クコの実・豆乳・はちみつ

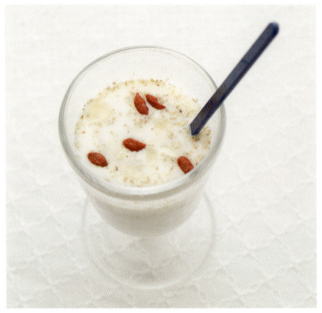

白ごま
五臓を潤すはたらきがあり、肌の乾燥や便秘の予防、加齢によるトラブルによい。

アーモンド
気血水全て補うはたらきがあり、食欲不振や貧血、便秘、咳によい。

クコの実
老化防止。耳鳴り、足腰の脱力、精力減退の改善にも有効。目のトラブル（眼精疲労、涙目、視力低下）にもよい。

こんな悩みに

- 保湿
- 咳
- 痰
- 口の渇き
- 疲れ
- シワ
- ほうれいせん
- 便秘
- 老化防止

【材料】

ヨーグルト（無糖）……… 大さじ3
白ごま（すりごま）……… 小さじ2
アーモンド（ダイス）……… 小さじ1
クコの実 ……… 4〜5粒
豆乳 ……… 50cc
水 ……… 100cc
はちみつ ……… 適量

豆乳
血を補い、体液を増して、体内に潤いを与える。貧血、低血圧、気管支が弱い、鼻づまり、痰、口の渇きなどにも。

【作り方】

1 カップにクコの実以外の材料を入れ、よくかき混ぜる。
2 クコの実を飾る。

はちみつ
肺を潤し、咳、痰、皮膚の乾燥によく、カゼ予防に効果的。腸を潤し、便通をよくする。口内炎にもよい。

抹茶と葛で体にこもった余分な熱を冷まします。
毒出しに最適なレシピです。

 津虚　熱証
yogurt base

＋抹茶・葛粉・豆乳・はちみつ

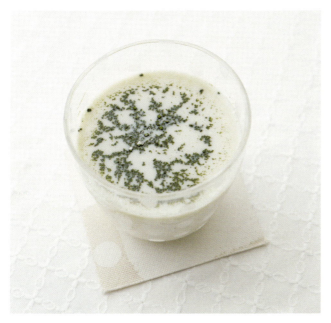

抹茶

体の熱を冷まし、のどの痛みや口内炎、吹き出物などの炎症を和らげる。

葛粉

カゼのひき初めの頭痛や発熱、項背部の痛みを和らげる。口の渇きにもよい。

豆乳

血を補い、体液を増して、体内に潤いを与える。貧血、低血圧、気管支が弱い、鼻づまり、痰、口の渇きなどにも。

はちみつ

肺を潤し、咳、痰、皮膚の乾燥によく、カゼ予防に効果的。腸を潤し、便通をよくする。口内炎にもよい。

こんな悩みに

- 保湿
- 口の渇き
- 熱
- ほてり
- 疲れ
- ニキビ
- 口内炎

【材料】

ヨーグルト（無糖）……… 大さじ3
抹茶 ……… ひとつまみ
葛粉 ……… 小さじ1/2
水 ……… 100cc
豆乳 ……… 50cc
はちみつ ……… 適量

【作り方】

カップに全ての材料を入れ、よくかき混ぜる。

※抹茶は溶けにくいので、ミキサーでかくはんするとよい。
※葛粉は溶けにくいので、あらかじめ少量のお湯で溶かしておくとよい。

食材一覧表

五性・寒熱　（P6 参照）
気血水　　（P8 参照）

素材	五性	気血水 寒熱	働き	補足など
緑茶	涼	水滞 熱証	体の熱を冷まし、消化を促す。のどの痛みや口内炎、吹き出物などの炎症を和らげる。	日本茶・中国緑茶どちらでもよい
ジャスミン茶	涼	水滞・気滞 熱証	緑茶にジャスミンの香りをつけたもの。体の熱を冷まし、消化を促す。気の巡りをよくするため、イライラや憂鬱気分などの精神を安定させる。ジャスミンの花は温性。	茉莉花茶・茉莉龍珠茶など
プーアール茶	温	水滞 寒証	黒茶の代表。緑茶の工程後、微生物と水熱作用で発酵されたもの。血の巡りをよくし、老廃物を外に排出する。食べすぎやダイエットによい。	普洱散茶・普洱小沱茶など
紅茶	温	水滞 寒証	体を温め、精神を安定させる。血の巡りをよくするため、冷えや肩こりによい。	キーマン・ダージリンなど
ほうじ茶	※	水滞	地域によってほうじ茶の定義が違うが、一般的には緑茶を高熱で炒ったもの。炒ることで体を温めるとされている。	※漢方での定義が未確定
はと麦茶	涼	水滞・気虚 熱証	イボ取りの民間薬として知られ、生薬では薏苡仁という。水の巡りをよくしてむくみをとる。吹き出物やシミなどの肌トラブルにもよい。	焙じてあるものを使用。市販のはと麦茶など
杜仲茶	温	気虚 寒証	漢方薬には樹皮が使われるが、お茶には葉を使用する。腰や膝のだるさ、腰痛、流産など婦人科トラブルによい。	
牛乳	平	気虚・血虚 津虚	五臓を養い、肺や胃腸、肌や髪を潤す。のどの渇きや便秘解消によい。リラックス効果もある。	
豆乳	平	気虚・血虚 津虚	血を補い、体液を増して、潤い効果が高い。貧血、低血圧、気管支が弱い、鼻がつまる、粘りのある痰が出る、口の渇きにもよい。	
甘酒	温	気虚・瘀血 寒証	元気の源である気を補うため、滋養強壮・体力回復によい。江戸時代には、夏バテ対策の栄養ドリンクとして飲まれていた。	
ヨーグルト	平	血虚・津虚 熱証	体の熱を癒し、潤いを補う。発熱やほてり、不眠、便秘、皮膚の乾燥、発疹、美肌、免疫力向上におすすめ。	

素材	五性	気血水 寒熱	働き	補足など
アーモンド	平	気虚・血虚 津虚	気血水全て補うはたらきがあり、食欲不振や貧血、便秘、咳によい。	アーモンドダイスを使用 飾りつけにスライスを使用
あんず	温	血虚・津虚	肌やのどの粘膜の乾燥による風邪や咳、呼吸器系のトラブルによい。暑気あたりや慢性の下痢、便秘の解消に有効で、美白度アップによい。	ドライあんずを使用
いちじく	平	気虚・血虚 津虚 熱証	胃腸の調子を整え、便通をよくし、潤い効果が期待。吐血、鼻血、痔に有効。	ドライいちじくを使用
大葉	温	気滞 寒証	気の巡りをよくして、胃腸のはたらきを回復させるので食欲増進、腹部の張りに用いられる。魚介類の食中毒予防や中毒症状の嘔吐や下痢に用いられる。	
カモミール	平	気滞 熱証	気の巡りをよくするため、眠れないときやリラックスしたいときによい。消炎作用があり、カゼや鼻炎、皮膚の炎症を和らげる。	
菊花	涼	気滞 熱証	頭痛やのぼせ、花粉症を防ぐ。目の充血や乾燥、かすみをよくする。めまいやイライラ、高血圧にもよい。吹き出物、腫れ物の解毒によい。	菊花・杭菊花など
きなこ（大豆）	平	水滞・気虚	消化不良、お腹の張りによい。水分代謝をよくし、むくみ、発汗、利尿作用に有効。疲れ、生活習慣の予防にも効果的。	
クコの実	平	血虚・津虚	滋養強壮効果によって老化防止に有効。耳鳴り、足腰の脱力、精力減退の改善にも有効。目のトラブル（眼精疲労、涙目、視力低下）にもよい。	
葛粉	涼	熱証	カゼのひき初めの頭痛や発熱、項背部の痛みを和らげる。余分な熱を冷ますので、口の渇きにもよい。	
くるみ	温	気虚・血虚	腰痛、耳鳴り、肌の老化防止、滋養強壮効果が期待。慢性の咳、喘息に有効。息切れ、便秘の解消によい。	
黒ごま	平	血虚・津虚	耳鳴り、めまい、足腰に力が入らない、肌や髪がパサつくなどエイジングによるトラブルによい。腸を潤すため乾燥からくる便秘にもよい。	すりごまを使用
黒豆茶	平	水滞・瘀血 血虚	滋養強壮や月経不順、腰痛、老化防止によい。血や水の巡りをよくするため、生活習慣病の予防やむくみにも効果的。	炒ったものを使用（黒豆茶） 砕いておくと抽出しやすい

素材	五性	気血水寒熱	働き	補足など
高麗人参	温	気虚	疲れや体力低下、食欲不振、軟便気味な時にに用いられる。高熱によって汗をかきすぎたときなどにも、渇きを潤す。	
氷砂糖	平	気虚・津虚	気を補い肺を潤すたらきがあり、疲労や夏バテ、食欲不振、空咳などによい。	
黒糖	温	血虚・瘀血 寒証	血を補うため出産後の不正出血、体力回復、貧血によい。お腹を温めるため冷えからくる月経痛や月経不順など女性特有のトラブルによい。	
桜の花	※	気滞	桜花の芳香成分は、気を巡らせリラックスによい。樹皮は皮膚などの炎症を和らげるとされ、漢方薬に用いられる。	本書では桜の塩漬けを使用 ※漢方での定義が未確定
山査子（さんざし）	温	気滞・瘀血	肉料理などの脂っこいものの消化を促進する。コレステロールや血圧を下げるはたらきもあるので、ダイエットや生活習慣病予防によい。	
シナモン	熱	瘀血 寒証	冷えからくる腹痛、関節痛、月経痛などの痛みを和らげる。脾の働きをよくして、消化機能を高めるため食欲がないときも利用できる。	スティック・パウダーを使用
生姜	温	水滞・気滞 瘀血 寒証	新陳代謝を高め体を温め、血行促進、食欲を増進させる。カゼの初期症状、冷えで悪化する咳や痰に有効。むくみ、発汗、利尿作用によい。	
白きくらげ	平	気虚・津虚	滋養強壮、肌に潤いを与える。皮膚の乾燥や空咳、のどの渇きを潤す。疲れ、息切れによい。	
白ごま	平	血虚・津虚	五臓を潤すはたらきがあり、肌の乾燥や便秘の予防、加齢によるトラブルによい。	すりごまを使用
陳皮（みかんの果皮）	温	気滞	胃の働きを活発にして、消化吸収を促進するので食欲のないときに取り入れられる。気の巡りをよくしてのどや胸のつかえを取り除く。咳や痰、ゲップやお腹の張りにもよい。	温州みかんの果皮
とうもろこしのヒゲ	平	水滞	尿を出すはたらきが強く、むくみ、慢性腎炎、腎結石、高血圧の予防などに用いられる。	乾燥したものを使用 生も使用可
なつめ	平	気虚・血虚	滋養強壮によく胃腸の調子を整えるので、食欲不振や体の疲れによいほか、気持ちの落ち込みや、イライラ、不眠など心の疲れも和らげる。	

素材	五性	気血水 寒熱	働き	補足など
パイナップル	平	水滞・気滞	暑い時季に食べると、夏バテや疲労回復の助けになる。食べすぎによる消化不良、下痢、便秘によい。利尿のはたらきがあり、むくみや二日酔いにも役立つ。	ドライパイナップルを使用
ハイビスカス（洛神）	涼	瘀血・水滞 熱証	体の余分な熱を冷まし、水の巡りをよくする働きがあり、夏バテやむくみによい。また血の巡りもよくするため、シミ・ソバカスなど美肌にもよい。	
はちみつ	平	気虚・津虚	肺を潤し、咳、痰、皮膚の乾燥によく、カゼ予防に効果的。腸を潤し、便通をよくする。口内炎にもよい。	
薄荷（ペパーミント）	涼	気滞 熱証	気分をリフレッシュさせ、イライラ、顔のほてり、首や肩の熱、目の充血があるときによい。花粉症による鼻づまり、カゼによるのどの腫れや痛みによい。胃の不調を解消。	
紅花	温	瘀血 寒証	鬱血を取り除いてコリや痛みを和らげる。また、女性特有に血の滞りから起こる、月経痛や月経不順、月経前症候群、更年期障害に用いられる。妊娠中、妊娠の可能性がある人、月経過多の人は禁忌。	
抹茶	涼	熱証	緑茶ではあるが、煎茶と栽培や製造の方法が異なる。粉末をお茶に溶かして飲むのが一般的。体の熱を冷まし、のどの痛みや口内炎、吹き出物などの炎症を和らげる。	
松の実	温	気虚・血虚 津虚	血を補い、体の中、皮膚や髪の毛に潤いを与え、滋養強壮効果によって老化防止に有効。空咳、便秘の解消によい。	
マンゴー	涼	津虚・水滞 熱証	体の余分な熱を冷ますことで、口の渇きやほてりを鎮める。水の巡りもよくするのでむくみや、梅雨時季の重だるさにもよい。	ドライマンゴーを使用
柚子	涼	気滞 熱証	二日酔い、胃の不快感を解消。咳を止め、痰切れをよくする。	本書では柚子茶を使用
レーズン	平	気虚・血虚 津虚 熱証	血を補い胃腸のはたらきを助け、余分な水分を出す。長く食すれば老化を遅らせ長生きすると言われている。	
ローズ（ローズレッド／ハマナスのつぼみ）	温	気滞 瘀血	気血の巡りをよくするため、胸やお腹の張り、ゲップ、イライラによい。また体を温めるので、冷えの緩和や、月経痛などの婦人科トラブルにも効果的。	

食材相性表

①はたらき
②寒熱の性質
③味
3つで◎、
1〜2つで○
としています

	緑茶	ジャスミン茶	プーアール茶	紅茶	はと麦茶	杜仲茶	牛乳	豆乳	甘酒	ヨーグルト
アーモンド							◎	◎	◎	◎
あんず	○	○	◎	◎			◎	◎	◎	◎
いちじく							◎	◎	◎	◎
大葉			○	○		○				
カモミール	◎	◎					◎	◎	◎	◎
菊花	◎	◎	○		○					
きなこ(大豆)							◎	◎	◎	◎
クコの実	◎	◎	◎	◎	◎		◎	◎	◎	◎
葛粉	○	○					○	○	○	○
くるみ						◎	◎	◎	◎	◎
黒ごま							◎	◎	◎	◎
黒豆茶			○		○		○	○	○	○
高麗人参				◎			○	○	○	○
氷砂糖	○	○								◎
黒糖			○	◎		○	○	○	○	○
桜の花	◎	◎			○			○		
山査子	○	○	◎	◎		○	○	○	◎	○
シナモン			◎	◎		◎	○	○	◎	○

	緑茶	ジャスミン茶	プーアール茶	紅茶	はと麦茶	杜仲茶	牛乳	豆乳	甘酒	ヨーグルト
生姜			◎	◎			◎	◎	◎	
白きくらげ	◎	◎					◎	◎		◎
白ごま							◎	◎	◎	◎
陳皮	○	○	○	○		○	○	○	○	○
とうもろこしのヒゲ	○	○	○	○	◎	○				
なつめ	○	◎	○	○	○	○	○	○	○	◎
パイナップル	○	○					○	○		
ハイビスカス（洛神）							○	○		◎
はちみつ	○	○	○	○		○	○	○	○	◎
薄荷（ペパーミント）	◎	◎			○					
紅花		○	◎	◎		○			◎	
抹茶							◎	◎	◎	◎
松の実							◎	◎	◎	◎
マンゴー	○	○					○	○		
柚子	◎	◎					○	○	○	◎
レーズン	○		○	○			○	○		
ローズ		◎	◎	◎		◎	○	○	◎	○

※ほうじ茶は漢方での定義が未確定のため、表には入れていません。

季節や時間帯に合わせて

食べ物に旬があるように、毎日飲むお茶やドリンクも、性質を生かしてトッピングや組み合わせを選びましょう。季節によって不足する気血水や、それによって表れる体の不調、時間帯に合わせて取り入れたい効果など、あらためて意識してみるのも楽しいですよ。

季節

春　気の巡りをよくする

【ドリンク】緑茶、ジャスミン茶

【素材】菊花、薄荷（ペパーミント）、柚子、桜の花、クコの実、カモミール、ローズ、陳皮、大葉

秋　潤いを養う

【ドリンク】甘酒、豆乳、ヨーグルト

【素材】柚子、白きくらげ、クコの実、レーズン、なつめ、氷砂糖、はちみつ、白ごま、黒ごま、松の実、アーモンド、くるみ、あんず、いちじく、はちみつ

夏　体の余分な熱を冷まし、気力をつけ、むくみをとる

【ドリンク】緑茶、はと麦茶、甘酒

【素材】菊花、薄荷（ペパーミント）、カモミール、黒豆茶、高麗人参、とうもろこしのヒゲ、大葉、ハイビスカス、マンゴー、パイナップル、氷砂糖、葛

冬　体を温め、血行をよくする

【ドリンク】紅茶、プーアール茶、ほうじ茶、杜仲茶、甘酒

【素材】ローズ、紅花、山査子、黒豆茶、高麗人参、シナモン、黒糖、黒ごま、くるみ、生姜

年間通して

【ドリンク】牛乳、豆乳、ヨーグルト

【素材】クコの実、レーズン、なつめ、きなこ（大豆）

時間帯

朝 体を温め、元気をつけ、代謝を上げる

【ドリンク】　紅茶、プーアール茶、ほうじ茶、杜仲茶、甘酒
【素材】　　高麗人参、クコの実、レーズン、なつめ、黒糖、松の実、アーモンド、くるみ、きなこ（大豆）

昼 気血の巡りをよくして、ストレス発散、肩こり解消

【ドリンク】　お茶全て
【素材】　　菊花、薄荷（ペパーミント）、桜の花、クコの実、カモミール、レーズン、なつめ、ローズ、陳皮、紅花、山査子

夜 緊張をほぐしてリラックス

【ドリンク】　牛乳
【素材】　　カモミール、クコの実、レーズン、なつめ、はちみつ

食材索引

アーモンド ── 70、84
甘酒 ── 76、78、80、81
あんず ── 82
いちじく ── 82
大葉 ── 60
カモミール ── 26、68
菊花 ── 18、20、24、55、62
きなこ（大豆）── 74、81
牛乳 ── 66、68
クコの実 ── 23、24、29、38、39、55、58、62、75、82、84
葛粉 ── 76、85
くるみ ── 72
黒ごま ── 72、74、80
黒豆茶 ── 33、44、48、53
紅茶 ── 34、36、38、39、40
高麗人参 ── 40、42、58
氷砂糖 ── 62
黒糖 ── 66、72、74、80、81
桜の花の塩漬け ── 23
山査子 ── 30
シナモン ── 34、50、76、81
ジャスミン茶 ── 24、26、28、29、62
生姜 ── 76
白きくらげ ── 22、62
白ごま ── 70、78、84
陳皮（みかんの果皮）── 29、30、62
豆乳 ── 70、72、74、75、82、84、85
とうもろこしのヒゲ ── 46
杜仲茶 ── 50、52、53
なつめ ── 28、34、39、40、58、62、66、68
パイナップル ── 64
ハイビスカス ── 64
はちみつ ── 56、68、70、75、76、78、82、84、85
薄荷（ペパーミント）── 20
はと麦茶 ── 46、48
プーアール茶 ── 30、32、33
紅花 ── 32、38、52、56
ほうじ茶 ── 42、44
抹茶 ── 85
松の実 ── 70
マンゴー ── 64
柚子 ── 22、60
ヨーグルト ── 82、84、85
緑茶 ── 18、20、22、23
レーズン ── 26、36、39、75
ローズ ── 28、32、36、56、62

薬日本堂
www.nihondo.co.jp

店舗事業(3業態)

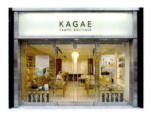

KAGAE
KAMPO BOUTIQUE

カガエ カンポウ ブティック

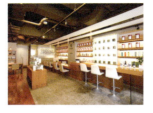

NIHONDO KAMPO BOUTIQUE

ニホンドウ漢方ブティック

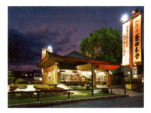

薬日本堂

ニホンドウ漢方ミュージアム

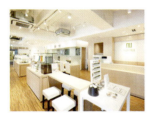

漢方ブティック

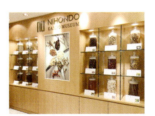

漢方ギャラリー

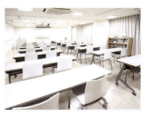

漢方スクール

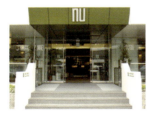

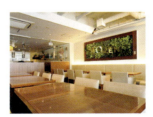

薬膳レストラン

薬日本堂漢方スクール
www.kampo-school.com

ニホンドウ漢方ブティックオンラインショップ
www.nihondo-shop.com

著者：小林香里（こばやし かおり）

薬日本堂漢方スクール講師・漢方スタイリスト
国際中医師、国際中医薬膳師

仕事のストレスと忙しさから体を壊したことをきっかけに、国立北京中医薬大学日本校にて漢方・薬膳を学びはじめる。2005年4月薬日本堂に入社。今となっては三度の飯より漢方が好き。年に2回は、北京・上海・四川・台湾などに漢方(中薬)や中国茶、書籍を買いに訪れるほど。現在は漢方スクール講師として活躍する一方、お客様のカウンセリングにもあたっている。

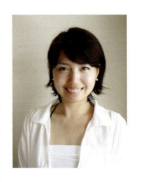

監修：薬日本堂

Staff

装丁・デザイン：釜内由紀江、石神奈津子、石川幸彦（GRiD）
撮影：杉田空
スタイリング：宮澤由香
イラスト：碇優子

＊本書の内容に関するお問い合わせは、お手紙かメール（jitsuyou@kawade.co.jp）にて承ります。恐縮ですが、お電話でのお問い合わせはご遠慮くださいますようお願いいたします。

温めも デトックスも
いつもの飲み物にちょい足しするだけ!
薬膳ドリンク

2015年11月30日　初版発行
2019年 3月30日　4刷発行

監　　修　　薬日本堂
著　　者　　小林香里
発 行 者　　小野寺優
発 行 所　　株式会社河出書房新社
　　　　　　〒151-0051
　　　　　　東京都渋谷区千駄ヶ谷2-32-2
　　　　　　電話03-3404-8611（編集）
　　　　　　　　03-3404-1201（営業）
　　　　　　http://www.kawade.co.jp/

印刷・製本　三松堂株式会社
ISBN978-4-309-28556-6
Printed in Japan

落丁・乱丁本はお取り替えいたします。
本書の無断転載（コピー）は著作権法上の例外を除き、禁止されています。